CHRISTA SCHULTE

Die Distel der Unlust

und ihre zuverlässige Pflege

Eine augenzwinkernd-ironische Anleitung zu garantierter Enttäuschung, Unlust und sexueller Unzufriedenheit

Herausgabe: Februar 2019
                      © Christa Schulte
Kontakt: christa.schulte@t-online.de
Website: www.christaschulte.de
Lektorat: Karen-Susan Fessel
                      kontakt@karen-susan-fessel.de
Korrektorat: Petra Helmensdorfer
Umschlaggestaltung: Klokwise: Kosma Klosowicz, Heid-
                      sieker Heide 114, 33739 Bielefeld,
                      www.klokwise.de
Verlag und Druck: tredition GmbH, Halenreie 40–44,
                      22359 Hamburg, www.tredition.de
ISBN   978-3-7482-2909-4   (Paperback)
                      978-3-7482-2910-0   (Hardcover)
                      978-3-7482-2911-7   (e-Book)

Bibliografische Information der Deutschen Nationalbibliothek: Die Deutsche Nationalbibliothek verzeichnet diese Publikation in der Deutschen Nationalbibliografie; detaillierte bibliografische Daten sind im Internet über http://dnb.d-nb.de abrufbar.

Für Petra,
die größte Liebe
meines Lebens

CHRISTA SCHULTE

Die Distel der Unlust

und ihre zuverlässige Pflege

Eine augenzwinkernd-ironische Anleitung zu garantierter Enttäuschung, Unlust und sexueller Unzufriedenheit

Herzlich Willkommen zu einem seltsamen Anleitungsbuch für sexunlustige Frauen!
Wir haben ein spannendes Projekt vor uns: die **Anleitung zu maximaler sexueller Unlust und Unzufriedenheit.**

Was kommt da auf Sie zu?

Eine kleine Einstimmung auf dieses Unlustbuch

Wenn von Sex die Rede ist, hören Sie dann besonders interessiert zu oder schalten Sie (inzwischen) Ihre Ohren auf „Durchzug"?

Aus der modernen Glücksforschung und meiner Selbsterforschung habe ich gelernt, dass sexuelle Lust, Ekstase und sogar Glück kurze Zustände sind, an die wir uns bald gewöhnen. Oft verschwinden sie schneller wieder, als wir sie mit blumigen Worten beschreiben können.
Beim Sex gibt es zwar ein paar Methoden, die ekstatischen Zustände zu verlängern, aber die Angst vor dauerhaftem Kontrollverlust und entsprechender Abhängigkeit oder Verlust der eigenen Identität ist eine intelligente Gegnerin.

Viele Frauen behaupten, dieses Thema sei sowieso überschätzt: Es gäbe Wichtigeres im Leben als diese ganze Aufregung um ein paar Tröpfchen aus den Charme-Lippen oder eine kleine Fontäne durchsichtiger Flüssigkeit aus dem Lust-Tunnel.
Dennoch: Viele haben inzwischen keine Lust auf ständige oder zu häufig wiederkehrende Unlust, aber die fehlende Lust gehört genauso zu ihrem Leben wie das fehlende Geld.

Ändern? Schon alles versucht: Unlust gehört eben zur weiblichen Identität und sollte deswegen nicht länger verschwiegen werden. Es gibt sogar Möglichkeiten, sie kostenlos (das wird sich beim Lesen dieses Buches zeigen) zu erwerben und dauerhaft aufrechtzuerhalten.

Das **Lernziel** dieses Buchs ist nicht etwa verschärfte Lust, sondern die Bestätigung Ihrer Unlust und vielleicht sogar die Steigerung Ihrer sexuellen Unzufriedenheit, um sich selbst darin besser zu verstehen und dem allerorts und oft genormten Lust-Gebot das Ureigene entgegenzusetzen.

Kurz zur geneigten Leserin: Na, zufällig haben Sie sich dieses Buch nicht besorgt! Und – entspannen Sie sich. Das meiste werden Sie ohnehin kennen – und wenn es Ihnen nur bei Ihrer besten Freundin auffällt.

Setzen Sie sich also gemütlich hin, damit Sie morgen keine homöopathische Extradosis Ihres Muskelentspannungsmittels benötigen. Und lassen Sie Ihre Gesichtszüge weich und glatt werden – so wie Sie dreinschauen, wenn Sie im Supermarkt etwas hinuntergeworfen haben und es gaaar nicht waren.

Die **Assoziation zur Distelpflanze** kam mir erst beim Schreiben, als mir auffiel, wie robust, stachelig und genügsam diese Pflanze ist. Wir brauchen sie nicht einmal häufig zu gießen: Diese Pflanze hält sich nicht nur in der Wüste der Gleichgültigkeit und Langeweile oder im Gebirge von Arbeits- wie Freizeitstress, sie gedeiht sogar in liebevollen Beziehungen,

11

wenn diese nur genügend Alltagsaktivitäten und emotionalen Stress enthalten. Meine Anregungen zum Erhalt der genügsamen Distel der Unlust sind auf keinen Fall vollständig, bieten aber den Entspannteren unter meinen Leserinnen eine Anregung für die Entwicklung eines eigenen Stils.

Übrigens – es ist egal, ob Sie ihre sexuelle Unzufriedenheit und Unlust als Single, in Zwei- oder Mehrfachbeziehungen erwerben oder ob Ihr Begehren (falls es in Ihrer Gefühlswelt noch so etwas Ähnliches gibt) sich auf Ihre, ähnliche oder ganz andere Sexualorgane richtet. Sie brauchen auch weder alt noch jung, weder gesund noch krank zu sein:

Das Lernziel sexueller Unlust ist für alle in jeder Lebenslage erreichbar!

Für alle meint tatsächlich alle – Frauen, die so zur Welt gekommen sind oder sich als solche fühlen, Männer in ähnlicher Lage, Inter- und Transpersonen und alle weiteren, die sich nicht in diese und binäre Geschlechterwelten einordnen lassen möchten oder können. Schlüpfen Sie alle einfach in die jeweilige Rolle, die Ihnen zusagt, und fühlen Sie sich angesprochen, auch wenn ich die weibliche Form verwende – denn Sie alle sind gemeint!

Glück und Unglück: zwei ungleiche Seiten in uns

Wie Watzlawick in seinem berühmten Buch „Anleitung zum Unglücklichsein" halte ich es für einen Irrglauben, dass die stetige Suche nach Glück auch wirklich zu Glück führt. Meine Erfahrung: Wenn ich nicht bemüht danach suche, findet mich das Glück.

Ich könnte auch mit Dostojewski (zit. n. Watzlawik, Paul, 2008) sagen: „Der Mensch ist unglücklich, weil er nicht weiß, dass er glücklich ist." Schön gesagt, aber sind wir wirklich ein Volk von Unwissenden?

Nein, das lassen wir nicht auf uns sitzen! Gerade Wissen, Vernunft und Intelligenz können das Glück und die Lust flugs in Unlust verwandeln. Bestes Beispiel: In der akuten Verliebtheitsphase ist ja das kritische Denken hormonell reduziert (das Oxytocin hemmt die Hemmung und erzeugt so die Effekte der „rosaroten Brille"), und wir wissen herzlich wenig über den neuen Schwarm. Mit mehr Wissen und beginnender kritischer Distanz kommen dann alle Schwächen und Schwierigkeiten ans Licht: supergute Nahrung für die Distel der Unlust! Zumindest wird das Liebesglück dabei etwas spärlicher ausfallen.

Viele meinen auch, sie müssten für Glückserfahrungen erst aktiv etwas Gutes leisten, sich dann öffnen und Sterntaler

spielen. Das entspricht der guten alten, protestantisch ange-
hauchten Ideologie, dass das Glück dem (männlichen!) Tüch-
tigen gehört oder gar als Leistung betrachtet werden kann,
die mit ziemlichem Energieaufwand erbracht werden muss.
Entsprechend gibt es auch eine Unmenge von Anleitungen
zum Glücklichsein – besonders zum sexuellen Glück.

Dieses Buch ist eine Anregung, die Regale wieder aufzuräumen und sich etwas Behaglicherem, Stetigerem zuzuwenden:
der **genügsamen Distel der Unlust**.

Zur Erläuterung hier ein paar **erforschte Fakten:**
Es ist schon fast ein Volksleiden unter Frauen der westlichen
Welt: Laut einer Studie hat rund ein Drittel von ihnen **keine
Lust mehr auf Sex**. In Deutschland sind es in der Alters-
gruppe zwischen 30 und 45 Jahren sogar über 40 Prozent und
bei den über 60-Jährigen leiden 86 Prozent der Frauen ab und
zu oder dauerhaft unter einem Mangel an sexuellem Begehren. Außerdem sind 54 Prozent aller Frauen in festen Partnerschaften unzufrieden mit der Unlust ihres (männlichen) Part-
ners.

Nach der Hamburger Forscherin Dr. Sievers finden sich „viele
der Betroffenen mit diesem Zustand ab, obwohl sie sich nach
Intimität und Zärtlichkeit sehnen." Auch in Partnerschaften
leidet mindestens eine von beiden unter dem Fehlen oder der

Seltenheit eines sexuellen Austausches, und sexuelle Unzu-friedenheit gilt als der häufigste Anlass für Seitensprünge und andere Fremdvergnügungen.

Aber wenn Frauen mit ihrer Unlust einverstanden sind und wenig darüber nachdenken, sparen sie andererseits viel Fei-erabendenergie für das neue Fitnessstudio oder Kinogänge mit Freundinnen.

Unlust als kritische Antwort auf die angebliche Machbarkeit des Liebesglücks

Dazu wenden wir uns einmal kritisch den gängigen Glücksformeln zu, die ansprechend gestaltet im Internet zu finden sind (G. Weplad u.a.):

1. *Sie können aktiv etwas tun, um glücklich zu werden.*

   Ein schönes Märchen, wo doch Tausende unglücklich und hoffnungsarm sind, nachdem sie schon teure Glücksseminare besucht, Single-Börsen aufgesucht und sich in Speed-Datings bewegt haben. Ja, was denn noch alles??

2. *Gute Beziehungen sind die wichtigste Grundlage für Glücksmomente.*

   Was heißt schon gut? Und was ist, wenn die „Grundlage" todkrank ist: Wie kurz sind diese Momente dann? Oder: Wer pflegt die „gute" Beziehung, wenn beide erschöpft von der Arbeit nach Hause kommen? Wieviel Energie gibt es dann noch für ekstatischen Sex?

3. *OptimistInnen haben mehr Lust auf Lust.*

   Stimmt im Prinzip. Aber was passiert, wenn die rosarote Brille der Bindungshormone durch

Schicksalsschläge oder Enttäuschungen sich immer dunkler färbt? Können Sie dann noch die Liebeslust in bunten Farben sehen?

4. *Glück ist hochansteckend, und mehr Sex macht Lust auf noch mehr Sex.*

Menschen im Liebestaumel mögen sich und ihr Liebesgegenüber ja ganz wundervoll finden, gehen vielen anderen damit aber häufig auf die Nerven und gelten als realitätsfern. Und das Mitmachen oder Nachahmen bricht sich oft schon an Scheu oder Selbstabwertung.

5. *Lust und andere positive Emotionen machen uns mental flexibler.*

Das mag ja für Kinder stimmen, aber Erwachsene, die eine lustvolle Nacht miteinander verbracht haben, versuchen nur zu oft, die gleiche Stellung, das gleiche Essen und Ambiente zu wiederholen, statt Neues zu kreieren. So sind ähnliche Enttäuschungen und Gleichgültigkeiten vorprogrammiert, als ob ich den gleichen Liebesroman nun schon zum zehnten Mal lese.

6. *Erfahrungen machen glücklicher als Träume und gemalte Bilder.*

Als ob es beim Sex nur positive Erfahrungen gäbe. Manch ein noch so unrealistischer Traum kann sehr viel heißer sein als die liebevolle, aber etwas fade Berührung im abgenutzten Ehebett.

7. *Mit der Liebe zum eigenen Körper wächst die sexuelle Anziehungskraft für neue Begegnungen.*

   Das ist natürlich nur für diejenigen das Mittel der Wahl, die sich diffus und für viele Menschen um sie herum als Magneten betätigen wollen, aber nicht für diejenigen, die lieber selbst suchen oder (z.B. aus Angst vor Nähe) beim wohlig-einsamen Solosex bleiben wollen.

8. *Tief ergreifende Lust ist nur mit tiefer Hingabe möglich.*

   Dann allerdings werden auch viele andere tiefe Gefühle an die Oberfläche geschwemmt und wollen ausgedrückt werden. Wollen Sie das? Und wo geht derweil die Lust hin?

9. *Freude schenken macht Freude.*

   Aber nur, wenn das Geschenk angenommen und wenigstens ab und zu auch etwas zurückgeschenkt wird. Das bezieht sich auch auf Komplimente, Liebesbekundungen oder zärtliche Gesten. Und – kennen Sie die Gefühle, wenn Sie dabei chronisch zu kurz kommen?

10. *Seien Sie offen für Veränderungen, dann hat Ihre Lust eine Chance.*
Offen für den sich einschleichenden Beziehungsfrust, die sich breitmachende Hauterkrankung oder eine neue Dreiecksbeziehung? Manchmal sind Unlust und Widerstand der Weg der Selbstrettung.

Fazit:
Statt diese Ergebnisse der Glücksforschung naiv zu übernehmen oder sich von den abgeleiteten Ratgeberbüchern erschlagen zu lassen, **bleiben Sie lieber vorsichtig bis misstrauisch, etwas angespannt, widerständig und unzufrieden mit dem, was Ihnen einfach nicht genügt.**
Denn auch wenn Sie nur einige Meter Sexratgeber oder Frauenzeitschriften zuhause haben: Vergegenwärtigen Sie sich, wie wenig dort über lustvolle weibliche Sexualität zu erfahren ist und wie viel über „Blow-Jobs" und andere Jobs zur Befriedigung des Mannes. Die Autorin Margarete Stokowski geht sogar so weit, ihre jugendliche Lektüre der Ratgeberliteratur als viel ungesünder zu bezeichnen als die gleiche Geldausgabe für Drogen („Untenrum frei", 2018).

Und wenn eine „Cosmopolitan", „Brigitte" und „Joy" lesende Frau glaubt, viel über Sex zu wissen und doch so wenig ermuntert wird, ihre ureigene Form sexueller Genüsse zu ergründen, dann weiß sie ja gar nicht, woran sie Freude haben könnte, was sie überhaupt an Wünschen äußern könnte, und entwickelt außerdem nur ein äußeres Selbstbewusstsein als Frau.

Dazu passt bestens, was ich einmal in einem Seminar sinngemäß über weibliche Sexualität von den Cheroquee-Frauen (Ureinwohnerinnen Amerikas) gelernt habe:

Äußere weibliche Schönheit ist eben äußere weibliche Schönheit.
Innere weibliche Schönheit ist die Wirkung lustvoller sexueller Vergnügungen der Frau und der Zeit, über die sie diese sexuelle Lust in sich halten kann.

Und – wie schön finden Sie sich im Inneren?

Grundlagen für das Erreichen sexueller Unzufriedenheit

Wir werden uns zunächst mit der **Grundbedingung für Glück oder Unzufriedenheit bei sexuellen Kontakten** beschäftigen, um dann zu Methoden zu kommen, die Erreichung der maximalen sexuellen Unzufriedenheit und Unlust zu garantieren. Danach ergründen wir dann, wie Sie bei sich selbst und in Ihrer möglicherweise noch vorhandenen momentanen Beziehung dauerhaft dafür sorgen können.

Wer soll Glück oder Unglück bei sexuellen Kontakten bestimmen?

Selbst ist die Frau, gerade hier. Lassen Sie sich also nichts Positives von anderen einreden, insbesondere, wenn diese noch die rosarote Brille der Verzückung tragen. Schließlich ist sexuelle Zufriedenheit für viele gar nicht einfach erreichbar, auch wenn sie sich in einem liebevollen Kontakt geradezu dazu verpflichtet fühlen.

Um festzustellen, wie es wirklich um Sie steht, können Sie folgende **Vergleiche** anstellen:

Sexuelle Unzufriedenheit entsteht meist wie von selbst, wenn Sie Ihre Sehnsüchte und **Erwartungen mit realen Erfahrungen** vergleichen. Das hängt damit zusammen, dass die Realität nur in Ausnahmefällen deckungsgleich ist mit den Erwartungen oder sie sogar übertrifft. Wenn Sie dies zugrunde legen, müssen Sie einfach Ihre **Erwartungen ein wenig hö-herschrauben**: Schon sind Sie unzufrieden, denn was Sie erreicht und bisher erfahren haben, wissen Sie ja selbst.

Sie sehen sogleich auf einen Blick, wie leicht es für uns heute geworden ist, sexuell unzufrieden zu sein.

Und – Sie sind damit nicht allein. Wir finden reichlich Unterstützung darin, unsere Erwartungen astronomisch hoch zu schrauben, allen voran das Privatfernsehen sowie die in fast allen Printmedien zu findende, farbenfrohe Darstellung allzeit bereiter, geiler Ladies. Auch die heißen Frauen auf Plakatwänden sehen ja so aus, als ob sie gleich aus der Zweidimensionalität herausspringen und alle vorbeistolpernden Menschen auf dem Weg zur Erwerbsarbeit ohne Unterschied anfallen und heftig sexuell verwöhnen wollten.

Jetzt kommen Sie aber bitte nicht als feministische Kritikerin der Porno-Industrie daher und führen das Realitätsprinzip ein oder definieren gar, was ein „normaler" Körper oder eine „natürliche Sexualität" ist. Welche Natur denn?

Oder verlassen Sie sich etwa auf ihre eigenen Erfahrungen? Das wäre für unsere Zielsetzung gar nicht förderlich!

Und schließlich wissen Sie ja auch nicht, ob Ihre Kolleginnen und Nachbarinnen vielleicht sexuell viel zufriedener sind als Sie. Die meisten würden das ja niemals zugeben. Sie schweigen einfach mit diesem verlangsamten Lächeln auf dem übernächtigten Gesicht.

Stattdessen sollten Sie selbst besser **jammern und klagen**, dass Sie immer noch nicht zu den sexuell zufriedenen Frauen gehören. So finden Sie am leichtesten Gleichgesinnte, die auch die Pornofilmchen im Kopf und die Weight-Watchers-Bibel in der Küche liegen haben: Wenn also alle ihre eigenen Orgasmen (falls sie überhaupt mehrere in kurzer Folge haben können) mit den phantasierten Orgasmen landläufiger Pornodarstellerinnen vergleichen, besonders was die Länge und die Lautstärke orgastischer Äußerungen angeht, dann hat die Unzufriedenheit mit dem eigenen Körper eine echte Überlebenschance. Auch die Distel der Unlust gedeiht gut in diesem Irrgarten der grellen Farben und spitzen Schreie.

Falls dieses Verhältnis von Sehnsucht nach Lust und Negativsicht des eigenen Körpers sich anlässlich einer aktuellen Verliebung einmal angleichen sollte, suchen Sie einfach schnell die berühmten „Haare in der Suppe" der neuen Liebesbegegnung, vergleichen sich mit angedeuteten „Exen"
oder nehmen freudvolle Erfahrungen zum Anlass, die Erwartungen weiter zu steigern.

So bleiben Sie wenigstens annähernd beim gleichen Verhältnis und können getrost wieder zu den Unzufriedenen gehören.

Das ist weibliche Heimat und weibliche Identität. Das ist deswegen auch so wichtig, weil auf unserem Planeten die Frauen

seit Beginn des Patriarchats immer schon die sexuell Unzu-
friedeneren waren. Wenn Sie also eine anerkannte Frau sein
wollen:

**Seien Sie unzufrieden – oder besser noch: leidenschaft-
lich unglücklich!**

Wege zum sexuellen Unglücklichsein

Der landläufige Satz „Der Weg ist das Ziel" bekommt hier eine besondere Note: Gerade die gelehrigen Studentinnen auf der Hochschule der Lustlosigkeit haben schon einen hohen Bedarf an leidvoller Unlust entwickelt. So können sie sich bequem ins weiche Bett der Melancholie fallenlassen, wohl wissend, dass für sie das Liebesglück wie eine Fata Morgana ist, die weiter wegrückt, sobald sie sich ihr nähern. Warum also die Anstrengungen der Annäherung übernehmen (also z.B. Mut aufbringen oder aktiv nach Erfüllung suchen), wenn sowieso nur die Sehnsucht bleibt?

Die Aufforderung „Sei glücklich!" – das bemerkt Ihr kritischer Verstand sicher sofort – ist ähnlich unrealistisch zu befolgen wie „Sei spontan!". Dazu kommt, dass z.B. der Weg der Trauer auch allein begangen werden kann, während auf dem Weg zum Liebesglück zumindest ab und zu eine Begleitung gesucht wird – sofern eine Person nicht ausschließlich als Solistin lebt, also ihre sexuelle Selbstliebe pflegen möchte. Oh, wie anstrengend – besonders für Frauen mit Versagensängsten und Grübelzwängen.

Da bietet es sich doch an, auf keinen Fall diese kleinen Schritte in Richtung Glück zu tun, sondern so **hohe Erwartungen** zu entwickeln, dass nur die Schritte einer Riesin dorthin führen könnten. Und eine solche sind Sie schließlich nicht.

Also können Sie sich bald wieder bequem in ihrem Pessimismus-Sessel räkeln und das Ziel sexueller Unlust für viel realistischer halten als die Träumerei von der sexuellen Lust und den schnöde kleinen Schritten dahin, denn Unlust lässt sich spontan und entspannt herstellen und hat dann noch den Vorteil, sich darin bedauern zu können. Außerdem verstärkt es Ihr (wahrscheinlich auch in anderen Lebensbereichen vorhandenes) Mangelbewusstsein und Ihr Gefühl der Einsamkeit in einer kargen Welt.

Wie aber schaffen Sie nun die Steigerung von sexueller Unlust zu **leidenschaftlichem sexuellen Unglücklichsein**?

Ganz einfach: Sie wollen – englisch gesprochen –

M O R E !

Das heißt **M**ulti-**O**rgastic-**R**espons**e** und ist ursprünglich eine Methode zur Verlängerung und Intensivierung von Orgasmen durch Atemtechniken.

Doch viele Leserinnen verbringen ihren Feierabend mit allabendlichem Orgasmusverzicht oder sogar der Schwierigkeit, überhaupt Orgasmen zu erleben. Und auch für die, die noch nicht so ganz darauf verzichten wollen, machen wir es einfach: Wir übersetzen das Wort auf Deutsch: **MEHR**.

Also: Selbst, wenn Sie sich gerade einen erfreulichen kleinen Orgasmus unter der Dusche bereitet haben, dann sagen Sie sich: mehr! Ich will mehr Orgasmen, längere, häufigere, intensivere, ganzkörperliche, mit anderen gleichzeitige, wässrige, feurige, leidenschaftliche, zärtliche, extraordinäre Orgasmen.

Und, wo sind diese?

Nicht da.

Frust.

Fein, denn so kommen wir dem Lernziel wieder näher – dem leidenschaftlichen, sexuellen Unglücklichsein.

Und schließlich steckt ja auch in dem Wort „Orgasmus" lautlich gesehen das Wort „muss". Es muss also alles sein, am besten sofort und sogleich.

Und wenn nicht?

Frust.

Nein, kommen Sie mir jetzt bitte nicht mit diesen unverständlichen Wortneuschöpfungen wie „Orgaskann" oder „Orgasgenuss". Wer soll das denn verstehen und behalten? Da müssten wir ja ein ganzes Lexikon neu schreiben, wenn wir unseren Sexwörtern künstlich die eingebaute Unlust entziehen würden. Nein, nein, nein!

Das Müssen ist der beste Garant dafür, es nicht zu können. Und selbst der Alkohol als „Weichspüler" der sonst so kritischen Lustabwehr erhöht bekanntlich das Wollen, verringert aber häufig das Können. Oder das Zulassen unter dem Antlitz von „König Alk" landet am nächsten Morgen im Orkus des Vergessens im schmerzenden Kopf.

Das Erlernen der Unlust ist schwierig genug und wird derzeit in den Schulen noch nicht einmal benotet. Dabei sollten Schulen doch auf das Leben vorbereiten.

Natürlich gibt es auch Frauen, die sich von Pubertätsbeginn an mit leichteren Themen beschäftigt haben, wie z.B. mit der weltweiten Mangelernährung. Aber wenn Sie wirklich zu den zu Recht frustrierten Frauen dazugehören wollen, zu denen also, die mehr wollen, aber weniger bekommen, dann geben Sie sich mit solchen Thematiken nicht länger ab, auch nicht mit Geldverdienen, Karrieremachen, Kindererziehen, Projekte kreieren oder anderen Dingen, die einen Stolz auf erfolgreiche Anstrengungen auslösen könnten.
Bleiben Sie bei der Beschäftigung mit all dem, was Sie nicht oder zu wenig bekommen, dann sind Sie ein treues Mitglied der großen Gemeinschaft von Frauen, deren Solidarität eine klare Grundlage hat, nämlich:

„Es darf uns nur gut gehen, wenn's uns schlecht geht!"

Kreative Begründungen sexueller Unzufriedenheit

Die Gründe für sexuelle Unzufriedenheit liegen auf der Hand, im Wesentlichen nämlich **in Ihnen selbst** und sind meist unabänderlich. Wenn Sie sie kennen, können Sie erst recht und ohne verunsichernde neue Versuche unzufrieden sein und bleiben. Es gibt sogar ein kleines Zauberwort, mit dem Sie die Gründe zusammenfassen und dauerhaft festschreiben können. Nur zwei Buchstaben hat es und ist daher auch von vielbeschäftigten Frauen leicht zu merken. Das Zauberwort heißt:

„zu"

und kann ganz individuell ergänzt werden, zum Beispiel auf diese Weise:

- **zu** dick
- **zu** dünn
- **zu** jung
- **zu** alt
- **zu** ungelenkig
- **zu** zappelig
- **zu** bequem
- **zu** unattraktiv
- **zu** gestresst

und so weiter …

Falls Ihnen das zu pauschal klingt, können Sie es natürlich individuell mit Adjektiven oder Substantiven ergänzen:

- Mein Busen ist **zu** dick, hängt viel zu sehr herunter, wie mein Bauch übrigens auch. Das kann doch niemand geil finden, also ziehe ich mich besser nicht ganz aus oder wähle nur figurfreundliche Sexpositionen.
- Mein Busen ist **zu** klein und meine Pobacken sind zu dick: Das Verhältnis meiner Körperteile stimmt genauso wenig wie das Verhältnis meiner Erwartungen zu den Erfüllungen.
- Überhaupt erfülle ich mit meiner schiefen Nase und meinen Schlupflidern viel **zu** wenig das übliche Schönheitsideal – kein Wunder also, wenn ich auch keine schönen Orgasmen bekomme.
- Frisur und Make-up machen mir viel **zu** viel Arbeit, als dass ich mich jetzt einfach im Bett herumwälzen würde: also lieber weniger bewegen, aber besser aussehen.
- Für lustvollen Sex bin ich ohnehin **zu** gestresst oder zu müde; besser gut essen und dann als Couch-Potato vor dem Fernseher eindösen, damit umgehe ich den ganzen Orgasmusstress.
- Für Hingabe und laszives Dahingegossensein bin ich viel **zu** verspannt, also habe ich auch kein

Recht auf „nur Kuscheln" oder heftiges Herumtoben. Na gut, dann eben neue Chat-Räume erobern, da kann ich wenigstens das probieren, was mir wirklich liegt, auch wenn es nicht unbedingt politisch korrekt abläuft.

Sicher finden Sie persönlich noch viel mehr Gründe für sexuelle Unzufriedenheit, die in Ihrer Person, in Ihrem Körper liegen und schließlich nicht einfach zu beheben sind. Die Möglichkeiten weiterer Gründe sind schier unbegrenzt.
Und wenn nicht, können Sie sich auf die Wirksamkeit paradoxer Ideen verlassen. Sie kennen ja die selbsterfüllende Prophezeiung: Sie wollen dringend endlich einmal Treue in der Liebesbeziehung? Dann hüten Sie sich, einfach zu vertrauen – nein, machen Sie einen trickreichen Treuetest nach dem anderen, bis Ihre Beziehung es schließlich nicht mehr aushält und in den Armen einer anderen Person landet.
Falls Sie jedoch insgesamt mit sich eher zufrieden sein sollten (na, kann ich Ihnen das wirklich glauben??), sind Sie sicher kreativ genug, um die **Gründe dafür bei Ihrem Gegenüber** zu finden. Beim Gegenüber liegen ebenfalls (auf den ersten Blick) die Gründe für Ihre Unlustreaktionen. Hier nur einige Beispiele aus dem reichhaltigen Fundus weiblicher Abwertungstendenzen und Ablehnungsgründe:

- A. ist einfach nicht mein Typ, da komme ich eben nicht „auf Touren".
- Unsere beiden Horoskope sprechen deutlich dagegen, mich überhaupt auf B. einzulassen. Und die Sterne haben meistens recht!
- C. ist einfach zu tollpatschig für befriedigende „Handarbeit", von Zungenspielen ganz zu schweigen.
- Bevor wir keine feste Liebesbeziehung haben, kann ich mich einfach nicht hingeben.
- Seitdem wir eine feste Liebesbeziehung haben, bin ich freundlich gelangweilt, und meine Leidenschaft geht im Alltag unter.
- Ich habe mir die Liebe nur eingeredet, weil ich Lust auf Sex hatte. Aber mit diesem Selbstbetrug kann ich doch nicht leben, geschweige denn zufrieden sein mit „nur Sex ohne Liebe".
- D. will immer morgens; ich bin und bleibe aber ein Morgenmuffel.
- E. hat immer so klare Vorstellungen von unserem Liebesspiel. Da vergeht mir doch alle Kreativität.
- F. ist immer gleich so leidenschaftlich und schnell. Wo bleibt denn da mein Wunsch nach Langsamkeit und Zärtlichkeit?
- G. ist immer so schnell fertig. Ich komme sowieso immer zu kurz.

- Die letzten Verletzungen habe ich H. noch längst nicht verziehen, also werde ich in meinem Schmollwinkel bleiben. Wie lange noch? Weiß ich doch nicht!

Na, könnten Sie jetzt seitenweise weitere Gründe finden? Oder sind Sie etwa erleichtert, dass diese Gründe gerade nicht auf Sie zutreffen? Um aber trotzdem beim Grundgefühl sexueller Unzufriedenheit anzukommen, hilft es, sich auf die gescheiterten Beziehungen in der **Vergangenheit** zu konzentrieren, und darin gedanklich besonders auf so konflikthaltige Phasen wie die des Zusammenziehens oder der letzten Wochen vor der endgültigen Trennung.

Bitte tun Sie das – j e t z t !!

Sie lachen bei der Idee, dass die letzte Beziehung noch negativ nachwirkt? Alles vorbei, alles verarbeitet?

Dann bewegen Sie sich bitte gedanklich jetzt weit in die **Zukunft** hinein: Sie sind mindestens 84 Jahre alt, Insassin eines Billigpflegeheims, alle wichtigen Personen um Sie herum sind bereits verstorben, Sie selbst aber noch nicht so halbtot, als dass Sie nicht noch Sehnsucht in sich trügen.

Na? Sehen Sie, so leicht kann einer doch das Lachen aus dem Gesicht fallen!

Also doch besser zurück in die **Gegenwart** ...

Das Drama der perfekten Superliebhaberin

Natürlich sind Sie nicht perfekt – genauso wenig wie alle anderen Menschen auf der Welt auch. Aber sollen die Liebespartner*innen das wissen? Na gut, beste Freundinnen vielleicht, und ab und zu eine sonst zu neidische Kollegin ... Aber der neue Schwarm? Die sporadisch noch auftauchende Ex? Der verflossene Gelegenheitsliebhaber?

...Schweigen ist Gold...

Auch beim angespannten Schweigen über die eigene Unperfektheit ist es sinnvoll, bei möglichst hohen Erwartungen an sich selbst zu bleiben. Das gilt insbesondere in Bereichen wie Schönheit, Anziehungskraft, sexuelle Freiheit, Charme und Charisma. Das sind Sie Ihrem Selbstwertgefühl doch wohl schuldig – oder?
Und dann bitte nicht in Kategorien der kleinen Schritte denken, wie die Natur sie vorgibt, damit es keine Katastrophen gibt. Sie sind – obwohl selbst keine Riesin – die Expertin der Riesenschritte, der Spagate und der mutigen Sprünge. Und da Sie noch nicht über 80 Jahre sind, muss Ihr Körper das einfach mitmachen, auch wenn sich die Orangenhaut oder die tiefer gewordenen Falten derzeit noch ein wenig dagegen wehren.

In den Augen der besten Freundin mögen Sie und Ihr erwachsener Frauenkörper ja noch in den freundlich erweiterten Normbereich fallen. Aber Sie ahnen ja - Die besonders kritische Betrachterin, akribische Pickelsucherin und lupenvergrößernde Pölsterchenabbilderin sind Sie selbst. Ach, wenn Sie Ihre **Figurprobleme** doch noch Ihrer Mutter anlasten könnten!

Doch inzwischen sind Sie volljährig, ernähren sich selbstständig, schwitzen freiwillig im Fitnessstudio und entscheiden selbst, ob Sie sich im Schwimmbad oder am FKK-Strand präsentieren.

Was tun? Auch hier gibt es ein **Zauberwort**, allerdings ein etwas längeres und vom Vorgehen her etwas aufwändigeres. Es heißt:

„Verstecken!"

Genauer gesagt:

- den großen Busen, den zu „Mutter Erde sich neigenden" Bauch in oversized Klamotten verstecken
- Ängste, Widersprüche und Sorgen hinter Charme und Esprit verstecken
- Wünsche und Grenzen hinter der Fassade von Fürsorglichkeit und Altruismus verstecken
- eigene Vorstellungen und Ideen hinter der interessierten Frage verstecken: Wie ist denn deine Sichtweise?

Fazit:

Ihr Gegenüber wird Sie zunächst toll finden; dann, wenn die Produktion des Schmusehormons Oxytocin nachlässt, ein wenig skeptisch werden und nach Schwächen suchen. Wenn das nicht gelingt, wird das Objekt Ihrer Begierde entweder selbst depressiv werden, weil Sie einfach zu perfekt erscheinen für eine Beziehung zu jemandem mit Schwächen, Unsicherheiten, Ungereimtheiten. Oder Ihr Gegenüber wird sie drangsalieren mit ständigen Nörgeleien und erfundenen Missverständnissen. Noch wahrscheinlicher ist jedoch, dass Ihr Schwarm das Interesse an Ihnen verliert, denn wie soll man einen anderen Menschen lieben, der keine Konturen, keine Bedürfnisse und keine allzu menschlichen Regungen zeigt?

So schaffen Sie es, dass die Trennung naht, bevor die sexuelle Befriedigung überhaupt erfahrbar war.

Eine weitere, oben schon angedeutete Möglichkeit der perfekten Frau ist, sich so viel Stress mit der äußeren wie inneren Perfektion zu machen, dass sie gar nicht mehr zum Fühlen, Wünschen, Sehnen oder gar zum Empfangen kommt.

Im Einzelnen sind folgende **Aktionen** besonders effektiv, um sexuelle Zufriedenheit von vornherein zu unterbinden:

- Täglich, stündlich, minütlich am perfekten Make up, am perfekten Outfit arbeiten.
- Fordern, dass Ihr Gegenüber das ebenfalls tut.
- Alle Aufgaben erst perfekt erledigen, bevor Zeit für die Liebe möglich ist.

- Mit schon genervtem Unterton fordern, dass Ihre Beziehung das auch tut und dann nicht auf die Idee kommt, das Telefon abzustellen.
- Erst über alle sexuellen Eventualitäten reden, bevor sie ausprobiert werden.
- Kein Risiko eingehen: Gewohnheiten gehen über gewagte Experimente.
- Immer mit einem Ohr zum Kinderzimmer lauschen, auch wenn die Kleinen längst schlafen.
- Alle Störungen wichtiger nehmen als das wohlige Beisammensein.

Sollte das alles nichts nützen, dann können Sie sich noch bei der Gefahr lustvoller sexueller Aktivitäten schnell klarmachen, dass Sie ja eigentlich noch das Problem mit dem PC klären wollten, dass Sie eigentlich noch beleidigt sind, weil der oder die andere ein Versprechen nicht perfekt eingehalten hat, oder Sie können kurz an Mobbingerfahrungen am Arbeitsplatz denken: Schon ist ihr armes Frauenhirn so gestresst, dass an Lust oder gar an Befriedigung nicht mehr zu denken ist ... vom Fühlen ganz zu schweigen.

Nun kann es ja sein, dass Sie Ihren Körper „ganz o.k." oder sogar schön finden und auch noch sportlich unterwegs sind. Das lässt sich leicht ins Gegenteil verkehren, wenn Sie Ihrem Gegenüber den Wunsch nach einem Strip als lustvollen Auftakt für Sex erfüllen. Dabei ist es fast egal, ob Sie darin geübt sind oder nicht.

Hier also eine kleine **Anleitung zu einem maximal unauthentischen Strip:**

- Ziehen Sie sexy Unterwäsche an, auch wenn Sie sich darin komisch verkleidet vorkommen und diese sich mit Sicherheit beim Ausziehen als kompliziert erweisen wird. Gut sind zusätzlich enge Strumpfhosen und High Heels.
- Nach dem Motto „ein bisschen Travestie schadet nie" können Sie auch Kleidungsstücke des männlichen Geschlechts hinzufügen, auch wenn Sie wissen, dass gerade Ihre Weiblichkeit das Ziel des Begehrens ist.
- Wählen Sie knallhartes Licht von ganz oben oder ganz unten, damit auch jede Falte, jedes hängende Fitzelchen Fleisch inklusive Schattenbildung gut zu sehen ist.
- Wählen Sie Begleitmusik, die Ihnen einen stetigen, festen Rhythmus bietet und Blechblasinstrumente (außer einem sinnlichen Saxophon) enthält.
- Beginnen Sie mit der Strumpfhose (auch wenn Sie dafür ganz schön an sich herumrupfen müssen), schlüpfen aber danach wieder in Ihre High Heels,

auch wenn diese eigentlich nicht zum Tanzen gedacht sind.

- Wenn Sie jetzt wild lostanzen, versuchen Sie nicht umzuknicken; lassen Sie auch Ihre Augen wild im Raum herumtanzen, um sich nicht in einem tiefen Augenkontakt zu verfangen oder dabei sogar Gefühle und eine Verbindung wahrzunehmen.
- Falls dabei Spaß aufkommt, bleiben Sie stehen, rupfen sich zügig die Kleidungsstücke vom Leib und werfen Sie damit um sich.
- Wenn Sie sich bücken oder in die Hocke gehen wollen: am besten seitlich, damit mögliche Bauchröllchen differenziert sichtbar sind.
- Die Brücke nach hinten bitte nur, wenn Ihre Bandscheiben das mitmachen und Sie sich beim Hochkommen mit den Armen abstützen können.
- Mit den Brüsten wackeln Sie am besten so schnell, dass es Ihrem Gegenüber vor den Augen flirrt. Sie können ihm dabei auch so nah kommen, dass Sie Luftnot beim anderen erzeugen. Manche mögen das ja.
- Mit den emotionalen Reaktionen des Zuschauenden müssen Sie sich nicht abgeben oder gar berühren lassen. Sie konzentrieren sich darauf, nicht zu stolpern und den Rhythmus der Musik einzuhalten.

- Wenn Sie Ihren Po präsentieren, können Sie auch einmal kräftig darauf klatschen. Das dient dazu, entweder Ihre Rolle als wehrloses Sexobjekt vorzubereiten oder auch härtere sexuelle Gangarten zu provozieren. Ob Sie das dann wirklich selbst wollen, können Sie ja später noch überlegen.
- Wenn Sie am Ende weniger vor Lust, sondern mehr aus Anstrengung ins Keuchen kommen, stöhnen Sie mit hängenden Mundwinkeln aus halboffenem Mund.
- Wählen Sie zu guter Letzt die Abschlusspose einer großen Künstlerin, die kräftigen Applaus verdient hat.
- Wenn der dann nicht kommt, haben Sie wirklich Grund, sich beleidigt zurückzuziehen.

Eine weitere Möglichkeit, eine wohlige Körperwahrnehmung in Schrecken und Selbstablehnung zu verwandeln, ist, sich klarzumachen, wie nah Ihr Gesichtsausdruck und Ihre **Sexlaute an Lautäußerungen von Schmerz oder Panik** heranreichen können. Als Beispiel: Die Schmerzlaute beim Feuerlauf in meiner Tantra-Ausbildungsgruppe ähnelten ziemlich den – bereits bekannten – Orgasmuslauten der einzelnen Teilnehmer*innen.

Oh, was sollen da die Nachbarn sagen? Hoffentlich rufen sie nicht gleich den Rettungswagen!

Auch der Rest Ihres Körpers könnte sich in diesen Momenten des Kontrollverlustes winden und zucken wie unter starken Schmerzen. Sollte das Ihr Liebesgegenüber wirklich schön finden? Und hält der alte Sprungrahmen Ihres Bettes dem auch stand?

Die Logik der perfekten Beziehung

Egal, ob wir von heterosexuellen, homosexuellen, bisexuellen oder polyamourösen Beziehungen und Begegnungen sprechen – jede Partner*in sollte dem **Ideal der romantischen Liebe** entsprechen, auch wenn die Verliebtheitsphase schon längst dem Druck realistischer Betrachtungsweisen gewichen ist.

Wichtig ist, die Erwartungen an das Gegenüber und die Situation hoch genug zu schrauben („man gönnt sich ja sonst nichts", „schließlich bin ich es mir wert") und von der anderen Person all das zu erwarten, was Sie selbst nicht auf die Reihe bekommen. Wenn Sie selbst also sehr verkrampft sind, sollte sie besonders locker sein, wenn Sie ihre Gefühle schwer ausdrücken können, sollte sie zu den schauspielerischen Kreaturen gehören und beim Sex auch noch die Parallelstraße beschallen.

Aber selbst wenn diese **Gegensätzlichkeit** als harmonische Ergänzung getarnt wird, macht Sie dieses noch längst nicht perfekt. Gleichzeitig nämlich sollte Ihr Gegenüber Ihnen **ähnlich** genug sein, damit Sie sich zuhause und verstanden fühlen. Erst diese **Quadratur des Kreises** macht die perfekte Beziehung aus. Und je nachdem, ob die andere Person sich gerade Ihnen ähnlicher oder anders als Sie verhält, können

Sie sich auch noch über die Unperfektheit der situationsbezogenen Einseitigkeit beklagen: entweder gibt sie Ihnen zu wenig Impulse für neue Erfahrungen oder sie verhält sich so anders als Sie, was Sie richtig befremdet.

Falls Sie beide sich doch immer näherkommen sollten, wird es Ihnen bestimmt bald zu nah, besonders, wenn Sie ihre **alten Ängste** vor Vereinnahmung, Grenzverlust und Erdrückt Werden reaktivieren. Irgend so etwas gab es bestimmt in früheren Zeiten.

Sicher finden Sie beim Gegenüber auch irgendwelche Ähnlichkeiten mit einem Elternteil, gegen den Sie sich jetzt dringend wehren müssen. Das gelingt am besten, wenn Sie die andere Person „auf Abstand beißen" oder baldmöglichst die Flucht aus dem Schlafzimmer antreten.

Wenn das nicht möglich ist, können Sie auch einfach einschlafen oder Krimi lesen oder Kopfschmerzen bekommen oder ... (ich zeige später noch kreativere Möglichkeiten auf).

Falls Sie dann Ansätze von Mitgefühl mit Ihrer sexuell frustrierten Partnerin oder Ihrem enttäuschten Partner bekommen, gibt es verschiedene Möglichkeiten, **der eigenen Unlust treu zu bleiben**:

- Sie erinnern sich schnell an den letzten Streit und finden, dass es A. nur recht geschieht, jetzt nicht befriedigt zu werden.

- Sie können auch einzelne Inhalte des Streits schnell noch einmal aufwärmen, so dass die „dicke Luft" im Schlafzimmer jegliche Rest-Lust erstickt.
- Sie bedienen B. mechanisch und bleiben selbst emotional unbeteiligt. So verharren Sie nicht nur in ihrer Lustlosigkeit, sondern verschaffen sich selbst den Frust der anstrengenden „Nachtarbeit" und B. das dumpfe Gefühl, nur befriedet, aber nicht begehrt zu werden. Weil Sie sich aber so aufopferungsvoll abgearbeitet haben, kann Ihnen nicht einmal der Vorwurf der sexuellen Verweigerung gemacht werden.
- Sie können auch in schneller Abfolge die Kamasutra-Stellungen von der „Affenstellung" bis zum „runden Knoten" durchprobieren und nicht nur von sich selbst, sondern auch von C. verlangen, anmutig von einer Stellung in die nächste zu gleiten und bei kleineren Missgeschicken auf keinen Fall zu lachen.
- Dann nehmen Sie sich ausführlich Zeit für Vorwürfe wie Selbstvorwürfe und das schlechte Gewissen der „Krampfnudel" und „Lustkillerin".
- Wenn D. mit zärtlichen kleinen Schritten auf Sie zukommt: gelangweilt seufzen oder unterstellen, dass es D. an Ernsthaftigkeit fehlt.
- Wenn E. mit ernsthaften Liebesschwüren daherkommt: gleich die mangelnde Leichtigkeit und den

mangelnden Humor kritisieren und sich frustriert zurückziehen.

- Eine Möglichkeit, beim Liebesgegenüber Stress auszulösen, ist auch eine stakkatohafte Abfolge von ausgestoßenen Befehlen wie „schneller!" oder „tiefer!".
- Wenn das Liebesabenteuer nicht so läuft, wie Sie gedacht haben: gleich F. die Schuld darangeben und in bemitleidenswerter Opferhaltung verharren.
- Sie lassen sich doch etwas auf Ihre eigene Lust ein, entdecken aber plötzlich und unerwartet, dass Sie noch dringend diesen wichtigen Rückruf machen müssen und bescheren sich und G. einen unwiderrufbaren Interruptus mit der flüchtig dahingeworfenen Bemerkung: „Es tut mir ja so leid, aber ..."
- Falls Ihnen keine Unterbrechungsaktivität einfällt, können Sie auch direkt im Anschluss an ein bisschen Lustaktivität darüber sinnieren, wie es hätte viel besser sein können oder wie Ihre vorige Beziehung viel autonomer sexuell für sich sorgen konnte.

Nach etwa zwei Jahren aufreibender Nähe-Distanz-Auseinandersetzungen in den meisten Beziehungen sind dann oft Streits und Klagen über Lust-Einschränkungen ein wenig abgeebbt und **Gewohnheiten** bestimmen das sexuelle Feld. Eingespielte Verhaltensweisen schaffen etwas fade Sicherheit,

und lustlose Bewegungsarmut wird begleitet von wenig span-
nendem Bettgeflüster. Das bereitet schon einmal das Feld der
höflichen Leblosigkeit in einer eingespielten Gewohnheitsbe-
ziehung.
Wie aber könnte es gelingen, das zum Dauerzustand werden
zu lassen?

Anregungen zur Beibehaltung eigener sexueller Unlust:

Jede Distel der Unlust will zumindest minimal gepflegt werden, hier also kleine Pflegeanleitungen auf der Ebene der **Einstellungen**:

- Auf keinen Fall offen und neugierig sein oder sich an unbekannte Ufer wagen!
- Lernen ist diese Quälerei in der Schule: Das ist doch längst vorbei, jetzt kann man's eben oder eben nicht.
- Lieber gemütliche Couch-Potato als angestrengte Fitness-Lady!
- Sexuelle Phantasien sind pervers, wenn sie sich nicht auf die eigene Beziehung richten. Also, schnell an etwas Anderes denken!
- Sich Zeit für sich selbst zu nehmen, sich einfach nur spüren ist purer Egoismus und eine Vermeidung wichtiger Alltagsaufgaben: Das können Sie sich als vielbeschäftigte Karrierefrau oder doppelbelastete Mehrfachmutter nun wirklich nicht leisten.
- Konsequent bei der Hypothese bleiben, selbst nicht liebenswert zu sein: Dann wäre das Gegenüber ja dumm oder wirklichkeitsfremd, Sie zu lieben und zu begehren.
- Wenn die eigene Lust doch beginnt, sich durchzuschleichen: schnell nach etwas Bedrohlichem und Verdächtigem suchen.

Natürlich reichen die eigenen Negativ-Einstellungen nicht aus: auch die andere Person muss „auf Linie gebracht" und praktisch angeregt werden, ebenfalls auf der in die Jahre gekommenen Couch der Unlust zu landen. Deshalb hier die Tipps für die praktische Unlust-Realisierung für beide:

Anregungen zur Abtötung spontanen Lustaufkommens beim Gegenüber:

- Wenn A. Wünsche äußert, die Ihnen nicht gefallen, sagen Sie auf keinen Fall einfach ein freundliches „Nein", sondern nehmen Sie diese Unverschämtheit eines Wunsches zum Anlass, Ihrem Ärger über A.s so verflixte Art von Anderssein so richtig Luft zu machen. Wenn A. sich mit schlechtem Gewissen oder etwas ängstlich zurückzieht, waren Sie recht effektiv.
- Wenn B. sich dennoch trauen sollte, einen kleinen Veränderungswunsch zu äußern, ergehen Sie sich so lange in Vorwürfen, dass B. diesen Wunsch nicht schon längst vorher geäußert hat, dass der Wunsch selbst dabei in Vergessenheit gerät.
- Wenn Sie selbst einen Wunsch geäußert haben, verlangen Sie von C., diesen sofort zu erfüllen – ob mit Lust oder ohne –, andernfalls wäre das ein Beweis dafür, dass C. Sie gar nicht wirklich liebt.

- Wenn D. Ihnen diesen Wunsch gleich erfüllt, zweifeln Sie an der Echtheit der dabei zur Schau getragenen oder geäußerten Gefühle, weil das Liebesgeschenk ja schließlich erst kam, nachdem Sie es sich gewünscht hatten.
- Sie können aber auch einen Kübel voller nebelhafter Vorwürfe auf E. ausschütten. So müssen Sie nicht den Mut aufbringen, über Ihre sexuellen Wünsche zu sprechen und können E. dann noch vorwerfen, Sie nicht zu verstehen, also auch nicht zu lieben.
- Beliebt ist auch die klassische Paradoxie: „Statt mich erst zärtlich zu streicheln, hättest du mich gleich leidenschaftlich nehmen sollen" – und umgekehrt. In jedem Fall ist Ihr Gegenüber schuldig.
- Noch perfider ist der Wunsch, z.B. an den Füßen gekrault zu werden, mit dem gleichzeitigen Wunsch, einen aphrodisischen Tee serviert zu bekommen: also der Wunsch nach zwei Tätigkeiten, die eigentlich nur nacheinander möglich sind. Wenn also erst die Füße verwöhnt werden und danach der Tee kommt, können Sie genauso maulen wie bei der umgekehrten Reihenfolge.
- Und wenn F. nicht gleich weiß, was Sie meinen, ist F. ohnehin wahrnehmungsgestört, verrückt oder böswillig ignorant.

- Eine Steigerung davon ist, mit schrägem Lächeln anzudeuten: „Tu jetzt mit mir das, was ich dir sage und nicht, was ich insgeheim möchte."
- Andererseits: „Als gute Liebhaberin müsstest du doch wissen, was ich möchte. Also frag nicht!" „Lass es mich auch nicht umständlich erklären müssen. Dann komme ich ganz raus aus der Erregung."
- „Und tu es gerne!"
- Falls das nicht gleich geht, können Sie auch darüber nachdenken, welche „Leichen" Sie oder G. noch im Keller haben und warum diese daliegen, statt jetzt endlich ordentlich beerdigt zu werden.
- Na ja, nicht alle frischen Beziehungen und alle jungen Menschen haben schon identifizierbare Leichen im Keller. Die meisten hatten aber schon eine Beziehung v o r der jetzigen. Da bietet es sich doch an, beide zu vergleichen – besonders natürlich die aktuellen Schwächen mit den idealisierten Stärken Verstorbener oder Verlassener.
- Wenn H. vielleicht sogar ein unverständliches oder verdächtiges Verhalten an den Tag legt: nicht direkt darüber reden, sondern sich später bei möglichst vielen Freundinnen darüber beklagen.
- Für **wechseljährige Frauen** haben eigentlich alle Verständnis – wenn „die Hormone" die spontane Lust kil-

len, wenn das Begehren sich schlafend stellt, die Stimmungen heftig schwanken und die üblichen Reizungen schnell zur Überreizung führen. Auch Hitzewallungen scheinen der bisher gekannten Lust im Wege zu stehen. Andere Formen ausprobieren? Das ist doch eine Zumutung! Überhaupt: wie soll das gehen? Niemand gibt dafür heiße Tipps.

- Wenn I. dann mit „Hilfsmitteln" (z.B. Gleitcremes) oder Toys (z.B. Dildos) ankommen sollte, dramatisieren Sie Ihre beleidigte Reaktion auf eine derartige Konfrontation mit mangelnder Lubrikation (Feuchtwerden) oder zu geringer Erektion und halten Sie danach einen Kurzvortrag über die Umweltschädlichkeit von künstlich hergestellten Sex-Spielzeugen.

- Für ältere Sex-Unlustige bietet sich dann noch das **Alter** an sich als Allround-Begründung an für Mangel an Lust, das Fehlen eines lustbereiten Gegenübers, die Idealisierung früherer Jugendlieben und dafür, dass die müden Knochen einfach kaum noch eine Liebesstellung oder sogar Liebesbewegung zulassen.

- Das Gleiche gilt auch für Krankheiten, notwendige Medikamenteinnahmen oder burn out-Folgen, die der eigenen Lustlosigkeit noch ernstzunehmende Begründungen geben.

- Sie können natürlich nach dem Motto: „Wir sind doch meistens wie geklont" auch J. genau das geben, was

51

Sie selbst gerne hätten. Da die wenigsten Partner sich sexuell jedoch wie siamesische Zwillinge verhalten, sind zumindest kränkende Missverständnisse vorprogrammiert.

- Auch der vorauseilende Gehorsam („ach, das will sie bestimmt jetzt gar nicht, ich lasse es lieber") oder das alte „Kavaliersverhalten" (ich bin zu vornehm, um direkt zu fragen") helfen, das Idealbild liebender Begegnung aufrechtzuerhalten und fordern gleichzeitig die Lust auf, sich still und unauffällig zu verabschieden.

Wenn Sie auch nur einige dieser Methoden anwenden, ist das der beste Dünger für die Distel der Unlust – für Sie beide.

Zweifelhafte Selbsthilfe

Sexuelle Beziehungen nur mit sich selbst als Alternative? Vergessen Sie's. **Ona-nie** wird niemals ona-immer, dafür sorgt schon die weibliche Selbstabwertung, die mangelnde Selbstfürsorge und der Geiz mit der Zeit, also dem Hauptliebesgeschenk, das eine sich selbst machen könnte.

Sie können sich also beruhigt zurücklehnen in Omas Ohrensessel der **erotischen Melancholie**. Egal, ob Sie selbst oder andere Ihre Lust im Sinn haben: Der Weg zur Unlust ist für alle gangbar und viel weniger anstrengend als neue Spiele der Lust, als ehrliche Verhandlungen bei unterschiedlichen Wünschen, als das Orgasmus-förderliche Beckenbodentraining und als der liebevolle Blick auf die eigenen Unzulänglichkeiten wie auch die der anderen.

Die gute Nachricht ist auch: Sie brauchen dafür nicht einmal die bekanntesten Aphrodisiaka oder die neueren Viagra-ähnlichen Medikamente fürs wenig lüsterne Frauenhirn zu probieren. Die nützen ohnehin nur etwas in Verbindung mit Liebe, Spielfreude, Lust und Zärtlichkeit. Also: vergessen Sie's gleich. **Medikamentös ist weibliche Unlust kaum veränderbar**, sonst hätten schon einige von Männern geleitete Pharmakonzerne sich längst daran reich gemacht.

Stattdessen suhlen Sie sich besser in allgemeinverständlichen **Begründungen** für Ihre – wahrscheinlich dauerhafte – Unlust, nämlich

- durch Anti-Baby-Pille, Eierstockentfernungen oder Wechseljahre verursachte hormonelle Veränderungen, die – außer bei Hormoneinnahmen von Transpersonen – ungewollt sind und häufig genug die Erregbarkeit verflachen. Erregung durch Atmung fördern? Zu anstrengend.
- Krankheiten wie Diabetes, Bluthochdruck, Schilddrüsenunterfunktion, Herzkrankheiten, Nierenerkrankungen oder Depressionen, die die Erregungsfähigkeit negativ beeinflussen: Das ist eben so. Schicksal.
- Kaiserschnitte, Dammrisse bei Geburten sowie Bandscheiben- oder Dickdarm-OPs, die die Sensibilität der feinen erogenen und sexuellen Zonen reduzieren können. Und es ist doch echt zu kompliziert, andere sensible Bereiche ausfindig zu machen.
- Medikamente, die die eigene Erregungsfähigkeit dämpfen, aber (angeblich) unersetzbar sind: Muss eben sein, also opfern Sie Ihre Lust auf dem Altar der Pharmaindustrie.
- Und situativ: zu viel gegessen, zu viel Alkohol getrunken und alle weiteren „zu"s (s.o.)

Also können Sie sich noch tiefer in Omas Ohrensessel sinken lassen in dem Bewusstsein:

Meine Unlust ist völlig normal und allzu verständlich!

In einer Gesellschaft, in der es immer noch um Prinzipien von „höher-schneller-weiter-besser" geht (selbst, wenn wir alle das kritisch betrachten), gibt es einen kollektiven und somit als Normalität verkleideten Lustkiller, den **Zeit- Druck.**
Wer kann es sich schon leisten, das oben beschriebene „MEHR" beim Sex zu erleben?
Das kostet einfach zu viel **Zeit**!
Und wenn wir schon genug Freizeit damit verbracht haben, die Wohnung aufzuräumen, im Naturkostladen Schlange zu stehen und die problembeladene Freundin zurückzurufen, sind wir entweder viel zu erschöpft oder haben einfach keine Zeit mehr für ausführliche Streicheleinheiten oder langgezogene Gipfel-Orgasmen. Dann sollten wir uns ein Beispiel an der Arbeitswelt nehmen: Hier wird **alles Individuelle als überflüssig definiert und wegrationalisiert** (und das feelgood-management kommt erst gaaaanz langsam in den Betrieben an).
Also: Überprüfen Sie noch einmal ihr Liebesspiel auf alle überflüssigen Faktoren oder diejenigen, die zu viel Zeit und Anstrengung kosten. So können Sie sexuelle Begegnungen auf wenige Stellungen und Handreichungen reduzieren und sich

auf die wenigen Quadratmillimeter des Körpers konzentrieren, die maximale Kürze der Lust versprechen. Denken Sie an die mittig gedruckten Zahlen beim Rubbellos – denn Sie rubbeln doch nicht etwa akribisch das ganze Feld frei, oder?

Oder für die neuen Freizeitgolfer und -golferinnen: Dieses viele Umherirren in Gebüschen, sogenannten Wasserhindernissen oder Sandbunkern halten nur den Flight (die Gruppe) auf und zeigen, wie schlecht Sie zielen können. Das, was die meiste Achtung erbringt, ist ein „hole in one": Einlochen mit einem einzigen Schwung und ohne Umwege! O.k., Sie sind kein Loch, sondern eine ganze Frau? Ja, zum Glück! Sie können allein mental, also als Gehirnleistung, das Ziel ohne Umwege treffen oder den Schwung frühzeitig abbremsen und den Golfball der Lust in den trüben Gewässern der Bewegungsarmut sofort wieder verschwinden lassen. So können Sie zwar noch ein bisschen genital begrenzte Lust bewirken, aber wenn Sie sie kurz genug halten und danach direkt z.B. mit der Diskussion um Einsparungsmöglichkeiten beim Lebensmitteleinkauf beginnen, wird auch eine leise, wohlige Entspannung bald wieder dem Alltagsstress Platz machen.

Überhaupt ist **Alltagsstress** eine anerkannte Methode, um den Blutdruck unlustfreundlich in die Höhe zu treiben, die Haut für feinere Reize unempfindlich zu machen und die Tür vor dem offenen Herzen effektiv zu verschließen. Und auch dabei bekommen wir von vielen Seiten Unterstützung: im

Leistungsstress am Arbeitsplatz, im aktionsbetonten Freizeit-stress, im Stress beim Leistungssport und vor allem im emo-tionalen Stress, den uns die lieben, bedürftigen, erwartungs-vollen oder streitlustigen Menschen um uns herum bereiten, wenn wir nicht ganz so funktionieren, wie wir sollten.

Ein noch effektiverer Lustkiller ist jedoch der **innere Stress** durch Selbstabwertung, Neid, Gier, Eifersucht, Versagens-angst und natürlich durch den **Druck immer höherer Er-wartungen** an sich selbst.

Hier können Sie gleich einmal überprüfen, durch welche Sätze Sie sich selbst am effektivsten unter Druck setzen und so Ihre Lust im Handumdrehen zur „Nullnummer" machen.

Ich sollte

....

Ich müsste eigentlich

....

Ich hätte längst

....

Wie dumm, dass ich
immer noch nicht

....

Jetzt muss ich aber sofort

....

**So werden Sie effektiv ihre Lust los, werden also lust-
los.**

Orgas-muss muss sein!

Natürlich gibt es in unserer ekstasefeindlichen Gesellschaft eine tiefe Sehnsucht nach orgastischen und anderen Ekstasen. Was aber, wenn Sie Orgasmen, vielleicht sogar mehrere hintereinander, erleben und genießen können? Achtung: Es droht sexuelle Zufriedenheit!

Aber natürlich gibt es kleine, perfide Gegenmittel: Neben dem oben beschriebenen „**MORE**" können Sie ganz einfach ab jetzt „**Orgasmuss**" mit „Doppel-s" schreiben und denken. So wird aus einer versehentlichen Sehnsuchtserfüllung gleich eine **Leistungsanforderung**, der Sie dringend, häufig und in sich stetig steigernder Frequenz nachkommen müssen.

Besser noch: Sie definieren „Orgasmuss" nicht als Leistungsziel, sondern als **moralischen Imperativ**, also als notwendige Anforderung an eine sexuell aufgeschlossene Frau. So müssen Sie sich auch nicht damit abgeben, dass Sie vielleicht Lernschritte auf Ihr Lernziel hin machen könnten, sondern verlangen von sich, dass Sie längst am Ziel des Multiorgasmuss' angelangt sein müssten – oder Sie sind eben in den eigenen Augen keine sexuell attraktive Frau.

Wenn Sie jetzt beim Lesen einen verzweifelten Gesichtsausdruck bekommen, leben Sie sicher schon lange gemäß dieser Bedingung zur Aufrechterhaltung der Unlust.

Aber nun wieder zu denen, die eventuell noch zu viele gute Erfahrungen in ihrem geistigen und Körpergedächtnis gespeichert haben. Sie sollten jede Erfahrung im Nachhinein noch ein wenig vergolden und daraus ein neues **„Muss"** für die Zukunft formulieren.

Sie können den **Orgasmuss-Stress** natürlich noch dadurch erhöhen, indem Sie beliebige Porno-Videos aus dem Unlust-Netz herunterladen: die Damen dort sind meist langbeinig, langhaarig, jung, immer geil, lustvoll stöhnend und megaschnell ekstatisch mit spitzen Orgasmus Schreien. Da nützt es wenig zu wissen, dass es sich hier um künstliche (nicht künstlerische!) Produkte aus der Welt der Illusionen handelt. Beispiel: eine Kollegin von mir bestöhnt oft bei guter Gage die Porno-Filmchen und putzt dabei ihre Wohnung. Ein Teil von ihnen glaubt den Lauten und Bildern, vergleicht sich und wird ganz klein und schrumpelig dabei: Wenn das die Männer wollen, kann ich ja gleich einpacken mit meiner Attraktivität und meiner eigenen Orgasmuskurve! Also dient das Internet dauerhaft und vielfältig Ihrer sexuellen Unzufriedenheit.

Wem das zu anonym ist, der kann den **Orgasmuss-Stress auch noch durch folgende Aktionen qualvoll erhöhen:**
Sie verbreiten einfach überall, wie viele göttliche Orgasmen Sie immer wieder erleben und dass Sie diese bedauernswerten Menschen mit sexueller Lustlosigkeit sowieso nie recht verstanden haben.

Auf diese Weise werden viele Menschen Sie heimlich bewundern und beneiden, aber gar nicht erst auf die Idee kommen, Sie zu verstehen, Sie zu unterstützen oder mit ihnen über die Realitäten des Lebens zu reden.

Die geheim gehaltene Unlust ist auf Dauer die sicherste.

Oder Sie betonen, wie sehr Ihre Krankheiten oder die aktuelle Medikation alle Erregung zunichtemacht, besser noch: wie froh Sie sind, wenn Sie Ihren Körper gar nicht wahrnehmen müssen, weil er ja sowieso nur **Krankheitssymptome** oder Nebenwirkungen hervorbringt. Und der Körper merkt sich das und produziert geradewegs Symptome schon bei kleinster Erregung, wie z.B. den schnellen Kopfschmerz oder das Herzstolpern. Wenn er dann medikamentös wieder ruhiggestellt wird, ist alles wieder in orgasmusferner Ordnung.
Gut ist auch, die geistigen Werte und die spirituelle Selbstverwirklichung zum alleinigen Lebensziel zu machen. Hier gehen sowieso viele Übungswege schräg am Körpergeschehen vorbei. Und Sie selbst können eine vielleicht doch in der Ruhe und äußeren Stille sich durchschleichende **Lust gleich langsam atmend vergeistigen**.

Das ist wie frischer Wind für die Distel der Unlust!

Therapie als Gefahrenquelle für die Distel der Unlust

Therapeut*innen, speziell Psychotherapeut*innen, haben es sich ja auf die Fahnen geschrieben, mehr Lebendigkeit, Lust und Lebensfreude zu bewirken. Und die Sexualtherapeut*innen – wenn sie nicht im Laufe ihrer Praxis gelassener geworden sind – wollen dann auch noch mit Ihnen Ihre sexuellen Probleme beseitigen und lustvollen Sex als festen Bestandteil Ihrer hier thematisierten Beziehung etablieren. Aber keine Sorge: Die meisten wühlen mit Ihnen erst einmal stundenlang in alten **Leiden und Ängsten** herum, so dass manchmal die kassenfinanzierte Stundenzahl längst um ist, bevor es überhaupt zu Anwandlungen von Mut, Neugierde und Experimentierfreude kommen könnte – geschweige denn zu lustbetonten Lebensweisen.

Dennoch sollten Sie auf folgende **Gefahren** achten:

- Wenn die Therapeutin mit Ihnen gemeinsam Ihre sexuellen Probleme auf der Grundlage Ihrer persönlichen Lebensgeschichte verstehen will, besinnen Sie sich darauf, dass Sex etwas viel zu Intimes ist, um es einer solchen Voyeurin preiszugeben.
- Wenn die Therapeutin (es sind ja häufiger Frauen als Männer) nach positiven Erfahrungen oder nach Lösungsideen fragen sollte: Achtung, sie könnte auf ihre Lust zu sprechen kommen! Schnell von Ängsten oder

erfolglosen Versuchen erzählen und eins der vielen bereitliegenden Papiertaschentücher ergreifen.

- Wenn sie Ihnen signalisiert, Sie hätten ein Recht auf Lust oder gar auf sexuelle Befriedigung: Achtung, sie könnte Ihre geheimen Wünsche nach Befriedigung verstärken! Am besten, Sie pflichten ihr bei, schrauben aber im nächsten Satz Ihre Erwartungen so hoch, dass Ansätze positiver Erfahrungen einfach keine Chance haben, Freude auszulösen.
- Wenn sie Sie zu humorvollen Sichtweisen und vielleicht sogar zum zeitweiligen Lachen über Ihre kreativen Vermeidungsstrategien verlocken will: Setzen Sie Ihr erprobtes, maximal beleidigtes Gesicht auf und machen Sie ihr den Vorwurf, dass sie den Ernst und die Schwere Ihres Problems gar nicht verstanden habe.
- Wenn sie dann besonders nett und freundlich wird, machen Sie ihr deutlich, dass Sie jetzt sehr gerne ein Sexproblem mit i h r hätten.
- Wenn sie in ihren Fragen zu konkret werden sollte, antworten Sie entweder mit einem charmanten, aber entschiedenen „vielleicht" oder nehmen Sie Ihre ansatzweise ehrlichen Antworten in der nächsten Stunde wieder zurück – falls Sie dann nicht ohnehin besser die Therapie abbrechen.

- Es gibt natürlich auch perfide Therapeutinnen, die bei Sex-Fragen besonders behutsam und vorsichtig vorgehen. Dann machen Sie ihr deutlich, dass sie wohl selbst ein Problem mit Sex habe und von daher gar nicht geeignet sei, Ihnen bei Problemlösungen behilflich zu sein.
- Einen besonderen Argumentationsvorteil haben Sie natürlich, wenn Sie sich in den oder jenseits der Wechseljahre befinden. Dann können Sie sich einfach auf ihre Hormonveränderungen berufen und finden lauter ehrlich gequälte Solidaritätspartnerinnen bei Therapeutinnen, bei langjährigen Singles und in der Regenbogenpresse (Die sportliche Kurzform dazu lautet: „Kein Sex mehr, ich golfe schon ...").

Gegen Ende der Therapie ist es dann noch erleichternd, wenn Sie Ihre Abwehr sexueller Themen entweder als nachrangig bewerten oder der Therapeutin den Vorwurf machen, nicht vehementer auf einer Bearbeitung Ihrer Unlust bestanden zu haben.

Dunkle Antworten auf positive Poesie

Gerade in Bildungskreisen gibt es eine ständige Gefahr durch dutzendweise herumstehende **Ratgeberliteratur** oder – schlimmer noch – durch leichtfüßig daherkommende Denkanregungen.

Hier einige Sprüche aus dem Internet, die mit dem klassischen **„Liebe ist ...“** anfangen und in Windeseile mit Unlust-Sätzen ergänzt und verwandelt werden können:

Liebe ist ...
... eine Widerspiegelung deiner lebenslang erworbenen Liebesfähigkeit.

Oh je, das fällt bestimmt mager aus.

Liebe ist ...
... die Zweisamkeit und nicht die Bequemlichkeit zu suchen.

Aber wenn ich doch sooo erschöpft bin?

Liebe ist ...
... etwas, das sorgsamer Pflege bedarf.

Das sieht nach viel Arbeit aus: lieber nicht.

Liebe ist ...
... für sie/ihn Zwiebeln zu schneiden.

Iiiih, das ist doch zum Heulen.

Liebe ist ...
... ihr/ihm beim Schlafen zuzusehen.

Und dann beim Schnarchen zuhören müssen: nein danke.

Liebe ist ...
... ihr/ihm Gelegenheit zu geben, Dampf abzulassen.

Ach, und wenn ich mal Dampf ablasse, gelte ich gleich als hysterisch!

Liebe ist ...
... ihr/ihm ihre/seine Wehwehchen wegzublasen.

Wofür gibt es denn Medikamente? Muss ich mich darum etwa auch noch kümmern?

Liebe ist ...
... ihr/ihm zuliebe vorsichtig zu fahren.

Na, wenn ich mich danach richte, müsste ich gleich das Gaspedal ausbauen.

Liebe ist ...
... ihr/ihm in schwierigen Momenten beizustehen.

Aber es gibt doch andauernd Schwierigkeiten. Kein Wunder, dass uns beiden die Lust an der Liebe vergeht.

Liebe ist ...
... sie/ihn mit dem schützenden Schleier der Zärtlichkeit zu bedecken.

Dafür bin ich doch noch viel zu sauer nach unserem letzten Streit.

Liebe ist ...
... manchmal auf Sparflamme, wenn der Arbeitsstress überhandnimmt.

Ja, endlich stimmt mal etwas an diesen idealistischen Liebessätzen.

Liebe ist ...
... manchmal eine holperige Fahrt in eine ungewisse Zukunft.

Als perfekte Partnerin fahre ich nur auf perfekt asphaltierten Straßen in eine fest geplante Zukunft.

Liebe ist ...
... manchmal mit deutlichen Spuren verbunden.

Ja, Kratzspuren, Beißspuren und Knutschflecken: Das soll Leidenschaft sein?

Liebe ist ...
... wie Ebbe und Flut und nie gleichförmig.

Seltsam: Das Meer kennt beides. Bei unserer Lust ist nur noch Ebbe – höchstens mal ein Flütchen zu Silvester.

Liebe ist ...
... ihre/seine Fehler nicht mit der Lupe zu suchen.

Lupe? Sogar mit dem Fernglas springen sie mir vor die Linsen.

Liebe ist ...
... sie/ihn als etwas Kostbares zu betrachten.

Kostbar? Na ja, sie/er kostet mich viel zu viel Zeit, Geld, Mühe und Gedanken. Und wo bleibe ich dabei?

Hier wurde doch hoffentlich klar:
Kritischer Realismus schlägt idealistisches Schönfärben.

Soforthilfe bei Anfällen von Glück und Zufriedenheit

Natürlich kann das Glück wie „aus Versehen über Sie kommen" und sich z.B. in einer Phase rosaroter Verliebtheit oder leidenschaftlichen Begehrens in hemmungslose Lust verwandeln.
Bei spontan leidenschaftlichem Sex kann natürlich einmal ein Orgasmus passieren.
Tadeln Sie sich nicht dafür, aber schauen Sie auch nicht mit hochroten Wangen einfach zu und genießen, was da passiert. Sie können immer etwas tun, um genauso schnell wieder in der Sicherheit der Unlust oder Unzufriedenheit zu landen.

Hier nur eine kleine Auswahl leicht durchführbarer und **effektiver Abwehrmechanismen**:

- den Atem bewusst flach halten, damit er keine tieferen Gefühle von Lust, Freude oder Liebe verstärken kann
- schnell an aktuell unbezahlte Rechnungen oder vergessene Rückrufe denken
- sich auf alte Verletzungen konzentrieren
- sich vorstellen, wie es die eigenen Eltern gemacht haben, um Sie zu zeugen

- Streit vom Zaun brechen oder an falschen Berührungen herummaulen
- sich unter Druck setzen, wahnsinnig lustvolle Töne von sich zu geben oder diszipliniert zu schweigen
- alle aufkommenden Bewegungen mit hoher Muskelanspannung einfrieren
- die Tagesschau, Krimis oder Horrorfilme einschalten
- sich kurz vor dem „point of no return" (also kurz vor dem Höhepunkt, falls Sie auf Punkten stehen) vorstellen, dass der Briefträger klingelt, um den Bußgeldbescheid zu bringen
- still warten, bis der „Anfall" vorbei ist

Wenn Sie trotz dieser wirklich effektiven Methoden einmal in lustig-leichter Spiellaune sein sollten, kann es natürlich passieren, dass Sie Ihre Widerstände gegen Sex nicht so ernstnehmen, so dass **Lust-Gefahr** besteht.

Kreative Unlust-Hexen

Kein Problem, dann machen Sie einfach **Rollenspiele**, in denen Sie mindestens eine der folgenden **Unlust-Hexen** (inspiriert durch C. Moser: Monster des Alltags und durch viele Teilnehmerinnen unzähliger Tantra-Kurse und Sexualtherapien) spielen.

Warum nenne ich sie Hexen? Das sind doch zumindest in feministischen Kreisen diese starken, solidarischen und spirituellen Zauberfrauen, die die schlimmsten Auswüchse des Patriarchats im Zaume halten und sich mit ihrer autonomen Spiritualität, ihrem Kräuterwissen und ihrem Selbstbewusstsein frauenstärkend auswirken. Ach du schöner Idealismus! Hier geht es um die **destruktiven Schattenseiten** der Hexen, die manchmal zum Zwecke der Unlusterzeugung zusammenhalten, kooperieren, sich ergänzen – und sich manchmal auch gegenseitig bekämpfen. Natürlich habe ich sie der Deutlichkeit halber etwas extremer beschrieben, so dass Sie sich zur Not immer noch davon distanzieren können.

Dafür überfliegen Sie am besten die folgenden Rollen der kleinen, gemeinen Unlust-Hexen und suchen sich dann diejenigen aus, bei denen Sie Ihre Augen am liebsten ganz fest zukneifen würden, um die innere Hexe lieber nicht wahrzunehmen. Und dann: sich inbrünstig hineinsteigern, um so ihre Qualitäten ganz bewusst zu erfahren. Außerdem sind sie Teil eines ganzen **Systems der Selbstunterdrückung** mit der Folge der Lustlosigkeit oder Lusteinschränkung.

Sie können aber auch mit den Hexen anfangen, die Ihnen bei ihrem derzeitigen Liebesgegenüber gleich ins Auge springen: Das ist leichter und vielfältiger. Außerdem können die Hexen des Gegenübers wunderbar zum Verstecken der eigenen Hexen benutzt werden.

Die Reihenfolge bedeutet übrigens nicht eine Prioritätenliste der Wichtigkeit, sondern sollen Ihren ordnenden Verstand leicht chaotisieren, so dass Sie eher intuitiv auswählen können:

1. Die Gestresste

Sie ist die Frau, die extrem viele Aufgaben auf einmal oder noch spät abends erledigen muss. Sie ist aktiv, aber nicht immer effektiv. Dass sie sich so nicht gerade wohl in ihrer Haut fühlt, kann sie am besten bei packenden Krimis oder Thrillern verdrängen. Im Multitasking wird sie diffus hektisch und verliert ihre Ziele aus den Augen. Immer jedoch ist sie so angespannt, dass ihre Haut gar keine Berührung mehr angenehm finden kann und ihre Herzfrequenz keine weitere Erregung vertragen kann. Auch ihr kluger Verstand wälzt natürlich auch noch Probleme, wenn

der Körper schon völlig erschöpft in den Laken
liegt.

2. Die Schlaffe

Sie ist erschöpft und will nur noch ruhen. Ihre
innere Hausärztin hat ihr sexfreie Gemütlichkeit
auf dem weichen Sofa der kuscheligen Gewohn-
heit verordnet. Die Verordnung für Reha-Sport
kann warten. Sie hat einfach nicht mehr die Kraft
für irgendwelche Bewegungen und sexuellen Regungen, und ihre selbstbezogene Antriebsschwä-
che und ihr müder Schlafzimmerblick führen
auch beim Gegenüber zu baldigen Lähmungen,
zu passiver oder zu aggressiver Abwehr, was sie
gar nicht verstehen kann. Denn eigentlich ist sie
lieb und zärtlich, nur eben gaaaanz langsam ...

3. Die Aktionskünstlerin

Sie ist die flippige Aktive, die im Handumdrehen
das Schlafzimmer in ein Trümmerfeld verwandeln kann, die immer irgendetwas sucht und dabei auf dem Weg drei neue Dinge findet, denen
sie genau jetzt Aufmerksamkeit geben muss.
Ihre Ruhetoleranz ist ebenso gering ausgeprägt
wie ihre Nachdenklichkeit, vom Hang zu medita-
tiven Zuständen ganz zu schweigen. Sie braucht

auch beim Sex den schnellen Stellungswechsel und bewegt ihr Becken so ekstatisch, dass ihr Liebesgegenüber sich wie unter Drogen fühlt und gar keinen eigenen Rhythmus entwickeln kann. So ist sie geistig wie körperlich immer in Bewegung – aber eben in Fort-Bewegung.

Wenn sie dabei charmant genug ist, wird ihr das versehentlich inszenierte Chaos leichter verziehen. Möglicherweise ist sie aber auch sensibel genug, um den Frust ihres Liebesgegenübers wahrzunehmen. Dadurch reduziert sich auch ihre eigene Lust schleichend.

4. Die Gequälte

Sie ist leidensbereite Anhängerin der frommen Glaubensgemeinschaft der Hypochondrie. Ständig ist sie beschäftigt mit kleinen Wehwehchen, entzündeten Pickeln oder alten Wunden. Sie wünscht sich so sehr die Nähe, aber bevor sie Lust daran finden kann, tut ihr immer irgendetwas weh – und wenn es auch nur eine nicht hundertprozentig richtige Berührung ist. Dann braucht sie Vollbemutterung oder zumindest Trost und Hilfe, aber sicher keine sexuelle Leidenschaft. Sie leidet ja so schon genug. Dass diese tragische Leide-Lust auch eine Sorte von

Lust ist, würde sie nie zugeben. Und ihr Liebesgegenüber wird sicher verstehen, dass sie sich
jetzt erst einmal um sich selbst kümmern muss,
statt sich in den anderen Menschen einzufühlen
oder sogar lustvoll miteinander zu schwingen.

5. Die innerlich Leere

Sie wirkt zunächst geheimnisvoll, exotisch und
interessant. Aber sobald sie mehr als zwei Sätze
von sich gibt, klingt sie seltsam hohl und hinterlässt auch beim Gegenüber ein schales Gefühl,
als Person nicht gemeint zu sein. Sie hat innerlich
nichts zu geben, braucht aber ganz viel an Zärtlichkeit. Wenn sie die aufgrund ihrer glatten
Schönheit oder ihrer mystischen Aura bekommt,
fällt diese Seelennahrung dann allerdings meist
wie bei einem „Fass ohne Boden" durch sie hin-
durch und hinterlässt frustrierte Kommentare
wie „Du kannst mir eben nicht genug geben!" o-
der „Du bist ja innerlich gar nicht ganz da!".

6. Die Unpünktliche

Sie prüft ständig ihre Beliebtheit beim Gegenüber, indem sie die unterschiedlichsten Ver-
spätungen inszeniert, manchmal mit Drama und
fantasievollen oder tragikomischen Erklärungen.

Sie hatte sich diese Mal doch so bemüht, die vereinbarte Zeit einzuhalten. Dass ihr Liebesgegenüber eher genervt als verständnisvoll reagiert, versteht sie gar nicht und ist verletzt. Und nur ein kleiner Teil von ihr reagiert mit leisem Schuldgefühl. Also argumentiert sie mit leicht metallischer Stimme weiter, und meist schafft sie es, dass ihr Gegenüber dann so aggressiv oder emotional taub wird, dass an Sex sowieso nicht mehr zu denken ist oder inzwischen die Zeit dafür fehlt.

7. Das Opferlamm

Ihre Haupteigenschaften sind Hilflosigkeit und dieses lange Gesicht, wenn die Umstände wieder anders sind als geplant. Schuldig an der Lustverhinderung sind die anderen, die dann auch mit vorwurfsvollen Blicken über die hochgezogene Bettdecke hinweg angeschaut werden. Ständig ist sie beleidigt wegen irgendwelcher Kleinigkeiten oder wenn die Reihenfolge der Streicheleinheiten für sie nicht stimmt. Aber statt klare Wünsche zu äußern, beschwert sie sich lieber danach: Jetzt ist die ursprünglich schöne Stimmung kaputt, und zwar irreparabel.

8. Die Eifersüchtige

Sie ist die Besitzergreifende, der die Königinnen-krone abhandengekommen ist. Sie ist die Macht-lose, die ganz viel macht. Sie will enorm viel Zu-wendung, und zwar a l l e i n. Diese tiefe Sehn-sucht macht ihr aber so viel Angst, dass sie schreckliche Phantasien um Affären, Lügen und Betrügereien entwickelt, entsprechend jede Ak-tion ihres Opfers kontrollieren muss (insbeson-dere den Chat-Verlauf im Handy oder gar Kon-dome im Jackett) und einfache Liebesbekundun-gen nicht glauben kann. Sie verwechselt gern ihre Phantasien mit der Wirklichkeit und liebt die Dramatisierung.

9. Die Träumerin

Sie ist die Romantikerin, die wunderschöne Bil-der von der ersten und jeder weiteren Liebesbe-gegnung malen kann. In ihren Träumen läuft auch alles ideal, fügt sich zu einem Drehbuch für einen Liebesfilm mit Weichzeichner-Effekten zu-sammen, so dass schnöde Wirklichkeiten wie Ausrutscher oder Wünsche des Gegenübers ein-fach keinen Platz finden auf der perfekt glatten Satin-Bettwäsche. Statt dann aber konkrete, wirklichkeitsnahe Wünsche zu äußern, träumt sie sich einfach in ferne Welten hinein: dorthin, wo alles wunderbar ist und schon die Traumhochzeit in Aussicht steht. Und da ihre Haupteigenschaft das Träumen ist, braucht sie auch nicht selbst aktiv zu werden – ihr Liebesgegenüber auch nicht wirklich, es sei denn, er oder sie übernimmt die unangenehme Rolle des Realitäts-Weckers und grenzt sich von ihr ab.

10.   Die Individualistin

Sie weiß genau, was sie will, und ist eine radikale Rebellin. Sie hasst den normativen Druck von Sexratgebern und will auf keinen Fall das tun, was alle machen. Als autonome Einzelperson versteht sie es, sich konsequent abzugrenzen und dies bewusst auch durch Äußerlichkeiten (z.B. dem Tragen eines alten Männerhemdes statt eines Spitzenbodys) oder mit einem unangepassten Verhalten (z.B. Sex mit Pokerface) zu demonstrieren, selbst wenn sie sich heimlich gern einmal wie eine klassische Sexarbeiterin auf dem Billig-Straßen-Strich anziehen würde. Diese unverwechselbare Art des konsequenten Andersseins erzeugt Achtung oder gar Bewunderung beim Gegenüber, das auf diese Weise ebenfalls immer etwas auf Distanz bleibt.

11. Die ständig Bemühte

Sie möchte es ihrem Liebesgegenüber sooo gerne recht machen. So rackert sie sich ab, um das Bad noch eben aufzuräumen, die Kissen zurechtzurücken oder noch eben das Bett neu zu beziehen. Auch bei Massagen strengt sie sich enorm an und verursacht dadurch mehr Verspannungen als entspanntes Wohlgefühl. Aggressive Reaktionen darauf versteht sie gar nicht. Sie hat es schließlich nur gut gemeint! Weil sie aber Angst hat, verletzt oder versetzt zu werden, wird sie noch aufmerksamer und einfühlsamer, erspürt alle Wünsche und wundert sich, dass sie selbst dabei gar nicht mehr wahrgenommen wird.

12. Die Vergessliche

Sie hat einfach den Kopf so voll, dass sie vergisst, wann das Liebesdate beginnen sollte oder dass sie versprochen hatte, noch ein kleines Aphrodisiakum zuzubereiten. Wenn ihr Gegenüber gerade versucht, großzügig darüber hinwegzusehen, riecht sie plötzlich, dass der Braten im Backofen ja schon längst überfällig war. Sie hatte auch mal wieder vergessen, dass ihr Gegenüber ja eigentlich Vegetarier*in ist und nach dem Sex sowieso nichts mehr essen möchte. Ach ja, da war doch noch was ...

Die sich leise anmeldenden Scham- und Schuldgefühle und die Angst, ein vorzeitiges Demenz-Etikett abzubekommen, versucht sie durch hilflose Wiedergutmachungsversprechungen ausgleichen – auf Dauer wenig erfolgreich, wenn sie auch das wieder vergessen hat.

13.   Die Genusssüchtige

Sie will alle Genüsse maximal erleben – und zwar gleichzeitig. Ihre Ziele beim Sex sind Spaß und Ekstase. Entsprechende Lockrufe kommen auch ungefragt aus ihrer Kehle. Zunächst wirkt sie faszinierend mit ihrer zur Schau getragenen Gier. Da sie aber alles zugleich genießen will, kann sie nichts intensiv erleben, sondern springt von der neuen Sauna-Dusche gleich in die Küche, um die Granatäpfel zu probieren, während sie schon den neuen Vibrator unter ihren Achseln anwärmt. So ist sie ständig beschäftigt, während ihr Gegenüber schon bei ihrem Anblick Atemnot bekommt.

14.   Die Alles-oder-nichts Wollende

Diese zielorientierte und klare Lady macht niemals unnötige Umwege, flirtet nicht lange, braucht keine „Anwärmphasen", sondern kommt schnell „zur Sache". Sie hält sich nicht mit einem schüchternen oder charmanten „Vielleicht" auf, sondern zwingt mit metallisch-bohrendem Blick ihr Liebesgegenüber in eine hundertprozentige Begegnung, aus der es kein Entrinnen gibt. Sie gibt alles, will aber auch alles haben – oder macht wütend auf dem Absatz kehrt. Wenn sie gut gestimmt ist, gibt es bei nicht maximalem Einsatz vielleicht noch die Chance der Korrektur: aber jetzt gleich, bitte. Ihre Liebeswelt scheint einfach und hat keinen Platz für durchwachsene oder widerstreitende Gefühle: für manche faszinierend, für manche einfach anstrengend.

15. Die Schüchterne

Sie hat eigentlich gute Ideen, wie ihre Lust entfacht werden könnte, aber den ersten Schritt tun? Niemals! Und ihre Wünsche aussprechen? Das ist viel zu peinlich. Sie ist doch froh, vom Stress eines eigenen Willens befreit zu sein. Stattdessen wartet sie lieber, ob ihr Gegenüber ihre geheimen Wünsche sensibel erspürt und – wie aus Versehen – erfüllt. Dann wehrt sie sich immer noch ein bisschen, während ihr Kopf hingebungsvoll nach hinten fällt und ihr Becken schon vorsichtige „Ja"- Bewegungen macht.

16. Die Sex-Performance-Meisterin

Sie ist in ihrem Selbstbild die perfekte Geliebte, die immer die neuesten Sextoys zur Hand hat, die geschickt von einer Kamasutra-Stellung in die nächste gleitet und sogar den lüstern-lustvollen Dirty-Talk beherrscht. Natürlich erwartet sie volle Erregung und Bewunderung ihrer Kreativität. Wenn unter ihrer perfekten Körperhaltung dann beim Gegenüber ein kleines Depri-Wesen auf Kindergröße schrumpft, waren ihre Künste wohl „Perlen vor die Säue". Dann kann sie das Liebesspiel (welche Liebe??) auch abrupt abbrechen, bevor der nicht erfolgte Applaus sie kränken könnte. Die sehr erfahrene Meisterin legt ohnehin erst mit der Liebesakrobatik los, wenn sie sicher ist, dass ihr Gegenüber sie ohne Zweifel will.

17. Die gelehrige Novizin

Sie ist die unschuldige Sex-Schülerin, die begierig zitternd darauf wartet, im Nonnenkloster der Sexanbetung für Aphrodite oder sonstige

Sexgöttinnen endlich alles zu lernen, was insbesondere der anderen Person Lust bereiten könnte. Sie will alles ganz genau wissen und nervt mit Fragen zu Techniken, Stellungswechseln und idealen Gleitcremes, als ob sie Sex wie die Kunst des Kochens Schritt für Schritt erlernen könnte. Dass sie durch mangelndes eigenes Fühlen etwas unattraktiv wird, kann sie nicht verstehen.

18.   Das Kind im Sandkasten

Sie könnte die Schwester der Novizin sein, nur ein wenig verspielter und freier. Sie liebt es herumzukrabbeln, mit bunten Förmchen oder Kissen zu werfen, kurzfristig zu schmusen, neue Kosenamen zu singen, um sich dann wieder mit süßer Limonade zu erfrischen. Auch Sex ist für sie ein ewiges Spiel, bei dem sie kreativ neue Stellungen entwickeln kann und auch der Kontakt in einer light-Version ohne viel tiefe Gefühle möglich ist. Spannungsaufbau? Höhepunkte? Das ist ihr fremd. Und das Gegenüber soll schließlich mitspielen, ohne durch eigene Wünsche zu stören!

19.　Die intellektuelle Forscherin

Sie ist die erwachsene Vernunftbegabte, die durchaus lusterfahren ist, aber zurzeit beruflich in ihrem wissenschaftlichen Forschungslabor so engagiert ist, dass sie auch beim Sex mehr an den eigenen Hypothesen in Bezug auf biochemische Prozesse und Energiekurven interessiert ist. Besonders interessiert sie sich natürlich für die Energiekurven, die bei Erregungen vonstattengehen. So ist es nicht verwunderlich, dass sich ihr Liebesgegenüber ständig beobachtet fühlt und gleichzeitig den Eindruck bekommt, als eigene Person gar nicht gemeint zu sein.

20.　Die alles Abwertende

Auch sie ist eine Beziehungs- und Sex-Erfahrene, aber bisher hat sie es immer wieder geschafft, überall die „Haare in der Suppe" gemeinsamer Lust zu finden. Schnell teilt sie die Menschen in gut und böse ein und phantasiert einen Graben zwischen beiden Spezies. Dann wertet sie pauschal alles ab, was in die Kategorie „böse" fällt. So ordnet sie ihre kleine Beziehungswelt und sorgt dafür, dass sie sich erst gar nicht mit ihren Eigenanteilen an Frusterlebnissen beschäftigen muss. Wenn aber doch, wertet sie sich selbst so

sehr ab, findet sich sexuell langweilig und so unattraktiv, dass nicht einmal lüstern ins Ohr ge-
hauchte Komplimente sie von ihrer dunklen Brille
befreien können.

21.   Die Vielrednerin
Sie lässt einfach alle Wörter, die in ihrem spritzi-
gen Hirn herumtoben, direkt aus dem Mund fallen. Zu jedem Erlebnis erinnert oder erfindet sie
kleine Geschichtchen, die sie gern noch einmal
ausschmückt und damit nebenbei ihr kommuni-
katives Selbstbild aufmöbelt. Sie fordert dazu
auf, ihr stärkere Reize zu verpassen, um ihr Ge-
fühlsleben zu intensivieren. Aber statt gehechel-
ter Erregung kommen nur neue Erzählungen aus
ihr heraus. O.k., da helfen eventuell nur noch
dieses hautfreundliche Pflaster oder ein Knebel
für den Mund ... Aber danach: oh aufgestaute
Wörter, sie purzeln noch stärker aus ihr heraus
...oder sie schläft erschöpft ein.

22.   Die Entscheidungsunlustige

Für sie sind all die sexuellen Methoden und Be-
gegnungsformen wie lauter schöne Kleidungsstücke in einer Boutique. Sie probiert mal dies
und mal das, kann sich aber einfach nicht entscheiden, was ihr am besten gefällt. Sie möchte
auch alle Stellungen ihres neuen Sexaufklä-
rungsbuches locker zur Auswahl haben. Aber
dann baut sie einen „Interruptus" nach dem anderen, weil sie plötzlich wieder eine neue Möglichkeit sieht oder die Spaß-Qualität einer Liebes-
position ihr zu blass vorkommt im Verhältnis zur
vorherigen. Und wenn ihr Liebesgegenüber nicht
autoritärer oder schneller ist als sie, bleibt sie
letztlich nackt und unerfüllt.

23.   Die schnell Überforderte

Sie hat mühsam im Leben gelernt, Grenzen zu
setzen, aber beim Sex hat sie sofort Angst, dass
ihr etwas zu viel werden könnte. Schon einfache
Wünsche des Gegenübers missversteht sie als
Befehle, die sie eigentlich sofort erfüllen sollte.
Sie können ihr so starken Stress bereiten, so
dass sie weder „nein" noch deutlich „ja" dazu sagen kann. Dann bleibt ihr nur die verstörte Bett-
flucht, die bitte richtig verstanden werden soll,

auch wenn sie selbst weiß, dass hier im Grunde keine Überforderungsgefahr droht. Sie löst Bedauern und Mitgefühl aus, und ihr Liebesgegenüber geht lieber in die Küche und kocht ihr einen sanften Kräutertee.

24.   Die Neidische

Sie ist wach und kreativ: Sofort sieht sie am Gegenüber mehr Attraktivität, mehr Wortgewandtheit, mehr Gelenkigkeit und mehr Geschicklichkeit. Das hätte sie auch gerne, und zwar sofort! Klug, wie sie ist, weiß sie, dass das unmöglich ist. Das bringt ganze Regenschauer früherer Neidanwandlungen in ihr etwas zu schmales Single-Bett. Also wird es bei so viel saurem Regen mit den ätzenden Gasen der stetigen Negativvergleiche giftgrün in ihr; ihr Blick verengt sich und ihre Gedanken kreisen um alles, was sie nicht hat. Die entsprechenden Muskelverspannungen machen auch die vorsichtigste Form von Hingabe unmöglich.

25.   Die Überangepasste

Sie findet, dass sie eine wirklich Liebende ist: Ständig fühlt sie sich in ihr Liebesgegenüber ein, hockt auf schmerzenden Knien, nur, um besser massieren zu können, nimmt sich und ihre Wünsche zurück, um sich voll auf das konzentrieren zu können, was jetzt von ihr verlangt wird. Und auch wenn kein Verlangen geäußert wird: Sie weiß, wie sie jetzt ihr Gegenüber noch besser verwöhnen könnte, auch wenn ihre inzwischen eingeschlafenen Beine sie dezent auffordern, auf ihren eigenen Körper zu achten. Aber nein, das kann sie doch wohl aushalten – aus Liebe!

26. Die Verschmelzerin

Sie liebt es, ekstatisch zu verschmelzen und möchte darin Ewigkeit erleben. Zeitbegrenzung oder persönliche Grenzen sind ihr ein Gräuel. Am besten sind zeitgleiche Orgasmen oder eine stundenlange tantrische Verschmelzung im Liebessitz. Weil sie aber weiß, wie kurz ihre Ekstasen sind, versucht sie, auch im Alltag symbiotisch mit ihrem Liebesgegenüber eins zu werden, bis beide aussehen wie siamesische Zwillinge, für die es einfach keine Alleingänge mehr gibt.

27. Die Moralistin

Sie hat klare Vorstellungen über „gut" und „böse" und wähnt sich hier als Autorität. So gehen alle Worte und Aktivitäten bei ihr erst einmal „durch die Zensur" und brauchen ihre Erlaubnis. Dadurch verliert selbst ein kleiner Kuss seine Spontaneität, wenn erst die Frage kommen muss: „Darf ich?" Und die Antwort wird so lange überlegt, bis die Lippen ihres Liebesgegenübers sich frustriert wieder schließen und das Rückgrat sich zu einem einzigen Fragezeichen verbiegt. Am besten ist es, ihr zuzustimmen, dass alles, was schlicht Spaß macht, entweder eine Sünde ist oder dick macht.

28.   Die Rollenspielerin

Sie wirkt so lebenslustig und kreativ. Bei jedem Liebesspiel trägt sie ein neues Outfit und spielt sich in spannende Rollen hinein. Sie hat auch schon einen Plan für die Mitspieler*in, den sie natürlich nur kurz mitteilt, um sofort wieder in ihrer Lieblingsrolle in diesem Spiel zu landen – der Hauptrolle einer lustvollen Vollblutfrau. Mit dieser ist sie dann so identifiziert, dass sie gar nicht mehr merkt, ob das auch ihrer realen Gefühlswelt im Augenblick entspricht. Sie wirkt so echt und spontan, dass ihr Liebesgegenüber geblendet ist und sich selbst in diesem heißen Erotikfilm wie ein kleiner Komparse vorkommt. „Warum nur bin ich die einzig wirklich gute Rollenspielerin am Set?" fragt sie sich ständig.

29.   Die Voyeurin

Es erregt sie am meisten, wenn sie heimlich zuschauen kann. Klar sind Softpornos im Netz trotz inhaltsarmer Billigproduktion nur wenig antörnend – besonders natürlich in Verbindung mit wollüstig flotter Handarbeit. Besser aber sind lebende Vorbilder direkt im Raum oder mit engem Guckloch nebenan, so dass auch niemand sie selbst sehen kann. Oh, die immer wieder neue Organisation dieser Lustanreize kann das Leben ziemlich kompliziert machen …

30.   Die Goldrandtrinkerin

Sie beginnt ein Love-Date gern mit einem edlen Champus, natürlich nicht mit einem schlichten Sekt. Alles sollte edel und in bester Ordnung sein. Schon ein paar Falten auf dem glänzenden Satin-Bettuch können sie aus der Fassung bringen oder den Weg zum häuslichen Bügeleisen bahnen. Auch Kissen, Kerzen und Blumen sollten im goldenen Schnitt angebracht sein, sonst überkommt sie eine seltsame Unruhe, die auch bei sanfter klassischer Musik keiner Entspanntheit weicht. Und wenn doch ein kleiner Orgasmus sie überkommen sollte, macht sie keine wilden Töne oder Bewegungen, sondern eher ein gehauchtes „Ooooh" mit leicht nach hinten geneigtem Kopf.

31. Die leise Zweiflerin

Es ist aber auch zum Verzweifeln: In jeder Geste, in jedem Kompliment sieht sie berechnende Strategiebildungen, kann noch so ehrliche Liebesschwüre nicht glauben, wittert nur die Manipulation, bei sexuellen Vergnügungen mitmachen zu sollen, von denen sie nicht glaubt, dass diese ihr gefallen könnten. Entsprechend verfolgt sie ihr Liebesgegenüber mit misstrauischen Blicken und will zeitnah alle Strategien entlarven. Und wenn ihr Körper sich unvorsichtigerweise doch lasziv in den Laken räkelt, weil sie gerade wunderbar erotisch verwöhnt wird, hält sie auch dies nur für ein Vorspiel vor dem „eigentlichen Akt", das mit wirklicher Liebe oder Verliebtheit gar nichts zu tun haben kann. Aber darüber schweigt sie lieber, weil es gar keine ehrlichen Antworten auf ihre Fragen geben kann.

32. Die Fernweh-Frau

Sie vergeht fast vor Sehnsucht und malt sich ein sexuelles Zusammenkommen in den schönsten Farben aus. Aber wenn ihr Liebesgegenüber endlich zum Wochenende in ihre perfekt aufgeräumte Wohnung tritt, sinkt ihre positive Stimmung spontan ab auf kühle Minusgrade: Die Schuhe waren schon ungeputzt, die Rosen nicht mehr ganz frisch und das „ich freu' mich so" klang zu abgedroschen. Schade: Nullsex am Wochenende ... Aber sobald sie wieder allein ist, fängt die Sehnsucht erneut an, ihre Blüten zu treiben. Sexuelle Selbstliebe anstatt? Och nöö, sie wollte doch glückliche Zweisamkeit ohne schnöde Einschränkungen.

33. Die exzentrische Hysterikerin

Sie findet alles beim Sex entweder „total toll" oder „total mies". Feinere oder schwankende Empfindungen gibt es für sie nicht. Jede Regung regt sie auf und entlockt ihr die lautesten, schrägsten und schrillsten Töne. Auch bei ihren expansiven Bewegungen sollten die Stereoanlage in sicherer Entfernung und die Bettpfosten vorher stabilisiert worden sein. Wenn ihr bewusst noch verstärkter Hechelatem schon Verkrampfungen bis zur „Pfötchenstellung" macht, ist entweder deutliche Verlangsamung angesagt oder eine so heftige und schnelle Ekstase, dass sie danach erst einmal auf die Toilette eilen muss.

34.   Die sanfte Schönfärberin
Sie liebt sanften, schönen Kuschelsex in feinen Laken aus Damastseide. Und auch wenn so kleine Störungen auftreten wie ein Presslufthammer vor dem Schlafzimmerfenster, Hundewinseln vor der Tür oder der ätzende Mundgeruch ihres Liebesgegenübers: Sie findet in allem eine positive Bedeutung, auch wenn sie dafür manchmal lange und mit etwas zu sanfter Stimme reden muss. Dass ihr Gegenüber dabei manchmal in die gegenteilige Stimmung versetzt wird (aggressiv oder unbeteiligt gelangweilt) oder nervöse Zuckungen im rechten Bein bekommt, ist für sie ein erneuter Anreiz, auch darin etwas Positives zu sehen.

35.   Die vergnüglich Herumsauende
Sie hat als Kind immer schon gern im Schlamm gespielt und würde auch als Erwachsene am

liebsten jede Intimität mit Schlammboxen beginnen. Sie hasst es, wenn Sex in „klinisch reinem" Ambiente passiert und kommt erst „in Fahrt", wenn zumindest die Komplimente schmutzige Worte enthalten. Besser noch: sandige, schmutzige Unterlagen und das lustvolle Spiel mit allen Körperöffnungen. Wenn ihr Gegenüber hier nicht so sicher ist oder keine sandigen Bananen mag, kommt sie gleich mit dem Vorwurf „Du willst ja nur harmlosen Blümchensex", eine Spielart, die sie selbst natürlich längst überwunden hat.

36. Die akrobatische Sportlerin

Für sie ist Sex eine angenehme Sportart, daher sind auch alle liegenden Positionen keine wirklichen Herausforderungen. Sexuelle Aktivität sollte schon mehr Muskeln fordern und ein wenig anstrengend sein, weil sonst der Kalorienverbrauch der gleiche ist wie der beim Geschirrspülen: oh nein! Manchmal stellt sie sich aber auch gewagte Stellungen vor, die sie leichtsinnigerweise probiert, ohne dabei die Schwerkraft des eigenen oder des anderen Körpers miteinzubeziehen. Macht nichts, Hauptsache Bewegung und nicht zu viel Gefühl.

37.   Die ewig Zurückgesetzte

Eigentlich möchte sie selig sexuell verschmelzen, aber niemand erkennt ihren wahren Wert als Geliebte. Kaum hat sie sich auf eine sexuelle Beziehung eingelassen, gibt es da schon eine attraktive Alternative zu ihr, die letztlich auf der Überholspur in den zu kleinen Beziehungskisten „das Rennen macht". So glaubt sie nicht mehr an Liebe und Treue, aber selbst bei einem schön begonnenen One-night-pleasure fühlt sie sich nicht gemeint und fragt lieber gleich nach einem Foto von der Frau, die ihr den Rang ablaufen wird. Gequält läuft sie durch regennasse Straßen zur eigenen Wohnung zurück.

38.   Die Wellness-Expertin

Sie weiß aus Erfahrung, dass zu einem guten sexuellen Spannungsaufbau vorher Entspannung nötig ist (von einer fixen Umwandlung von Ärger in Lust hält sie gar nichts). Also bucht sie für viel Geld ein Wellness-Hotel, lässt sich dort erst einmal mit ayurvedischen Tiefenmassagen verwöhnen und braucht danach eine laaange Liegezeit im Ruheraum. Danach noch Licht-Sauna, Liegen und Träumen im Hotpool und noch einmal Ausruhen beim duftenden ayurvedischen Tee – extra für sie gemacht. Zeit für das frische Salatbuffet, dann wieder Entspannen in frischer Luft auf dem zimmereigenen Balkon. Wir wollten doch noch was? Ach nee, vielleicht morgen nach der Hotstone-Massage ...

39.   Die unglücklich Liebende

Ständig hat sie alte Verletzungen oder Beleidigungen aus früheren Beziehungen vor Augen. So scheint es klug von ihr, sich wie ihre kleine Schwester, die Fernweh-Frau, nur in ferne, nicht verfügbare Wesen oder solche, die in festen Beziehungen stecken, zu verlieben. Dadurch kann sie gleichzeitig sehnsüchtig lieben und wieder einmal das Leiden der Verletzten oder Verlassenen erleben. Auf ihre unglückliche Wahl angesprochen, kann sie nur gequält antworten: „Warum passiert das wieder nur mir?" Als gelernte emotionale Masochistin ist sie immer wieder die große, leidensfähige Heldin in ihrer (selbst entworfenen!) Tragödie. In ihrem leidenschaftlichen Unglück ist sie auch untröstbar und schreckt sofort zurück, wenn eine Begegnung realistische Lust und fühlbare Nähe versprechen sollte.

40. Die süße Kleine

Sie kommt daher im pastellfarbenen Negligé und will gleichermaßen beschmust wie beschützt werden. Das klappt auch meist sofort, weil sie ja so eine Süße ist. Wenn sie selbst beim Liebesspiel zu passiv bleibt, wird ihr das lächelnd verziehen. Der süße Vanille- oder Blümchensex ist auch ihre Lieblingsspielweise.Und wehe, wenn ihr Liebesgegenüber einmal eine leidenschaftlichere Sexvariante bevorzugt: Dann sorgen schon ihre großen Augen mit Blicken von unten nach oben dafür, dass sie wieder einmal ohne größere Auseinandersetzungen ihren Willen bekommt.

41. Die Dressurreiterin

Sie ist diese selbstbewusst und cool wirkende Lady, der schon ein heißer Ruf der kreativen Sex-Performance und der machtvollen Dressur ihrer Opfer vorausgeht. Sie dirigiert und manipuliert ihr Gegenüber ohne viel Worte dahin, sich in ein devotes Wesen zu verwandeln, das ihr blind gehorcht. Wenn sie das geschafft hat und ihr Liebesgegenüber ihr schon die verschmutzten Stiefel leckt und sie mit perfekt zubereiteten aphrodisischen Snacks füttert, fängt sie an sich zu langweilen und merkt viel zu spät, dass aus der ursprünglich heißen, geilen Wildsau oder dem stolzen Zuchteber ein scheues und wenig attraktives Hausschweinchen geworden ist.

42. Die untreue Spielerin

Sie liebt die Abwechslung und das Abenteuer. Am allerliebsten hat sie maximale Lust im Augenblick ohne Garantieschein für die Zukunft. Und so, wie sie das ganze Leben als Spiel ansieht, so möchte sie auch die Begegnung mit unterschiedlichsten Mitspieler*innen voll auskosten (selbst, wenn das angeblich nur heimlich möglich ist), bevor sie zu neuen Ufern aufbricht. Sie flirtet gern rund um sich zu und schafft sich so einen Favorit*innen-Kreis für mögliche neue erotisch-sexuelle Eskapaden. Da, wo sie gerade gelandet ist, ist sie innerlich meist ganz anwesend, aber bald schon wieder ganz weg. Manchmal bekommt sie Anflüge von Schuldgefühlen oder lässt von allen Seiten Vorwürfe und Dramen über sich ergehen. Um selbst wieder etwas besser in den Spiegel schauen zu können, übt sie sich dann im Verkleben von Trostpflastern und in kostspieligen Wiedergutmachungsgeschenken. Aber wegen solcher Wermutstropfen die Zwangstreue in zu engen Beziehungskisten? Oh nein!

43. Die Wechselfühlige

Bei Frauen in den Wechseljahren gilt es ja fast schon als „normal", wenn sie unter starken Stimmungsschwankungen und Hitzewallungen leiden. Aber auch jüngere oder ältere Frauen bewegen sich häufig zwischen „himmelhochjauchzend" nach dem fünften klitoralen Orgasmus und „zu Tode betrübt", wenn die sexuelle Ekstase zu kurz oder zu seicht oder gar nicht möglich war. Beliebt sind auch laute Ausbrüche von Jähzorn, wenn der Vibrator nicht geladen war, die Decke schon wieder auf den Schlafzimmerboden gerutscht ist oder auch nur eine kleine falsche Vokabel in ihr Ohr gedrungen ist. Auch ein harmloses Stichwort kann sie wieder in die nächste – freudige oder ärgerliche – Laune katapultieren. Sie selbst registriert beim Liebesgegenüber ebenfalls kleinste Stimmungsschwankungen und nimmt dies zum Anlass für eigene Verstörtheit und Verstimmung. Manchmal gibt es für die schnellen Stimmungsschwankungen aber nicht einmal einen erkennbaren Anlass. Dann rätselt die andere Person etwas hilflos herum und denkt sich: „Ein Killer-Sudoku ist ja richtig einfach dagegen!"

44.   Die unfreiwillig Einsame

Diese Hexe vereinigt in sich die übelsten Teile aller anderen Unlust-Wesen. Sie ist bemitleidenswert, fühlt sich hässlich und blüht nur kurzfristig auf, wenn sie Nähe beim Sex verspürt, auch wenn sie sich direkt nach einer Liebesnacht schon wieder einsam fühlt. Als Solistin mit dem Ziel lustvoller Selbstbefriedigung ist sie leider nicht kreativ und geduldig genug. Und falls ihre verschiedenen Kooperations-Hexen einmal nicht ausreichen, um jegliche Lust zu killen und in Zukunftsangst und hilflos-melancholischer Tristesse zu enden, aktiviert sie sofort Scham, Schuld, Peinlichkeit und Selbstmitleid, damit sie es zeitnah bereuen kann, eine kleine Lust überhaupt für möglich gehalten zu haben.

Dies sind nur 44 der häufigsten Unlust-Rollen, die die Lust kurzfristig oder sogar nachhaltig in ihr Gegenteil verhexen können. Werden Sie kreativ und finden Sie neue Variationen oder ganz eigene Rollenmuster!

Meine bisher erkannten Unlust-Rollen:

....

....

....

....

....

....

Wie könnten diese Hexen in Ihrem Innersten zusammenhängen (etwa die exzentrische Hysterikerin und die leichtsinnig akrobatische Sportlerin), kooperieren (möglicherweise die Gestresste mit der ständig Bemühten) oder auch gegeneinander arbeiten (vielleicht die vergnüglich Herumsauende und die Wellness-Expertin)?

Manche Hexen gleichen sich auch wieder aus (manchmal die Aktionskünstlerin und die Träumerin). Achtung: Hier besteht Lustgefahr! Schnell eine kreative neue Hexe anheuern (effektiv: das Opferlamm), die das innere Pendel wieder in Richtung Unlust ausschlagen lässt!

Und welche Hexe hat gerade in Ihnen die Oberhand?

....

Ausblick auf finstere Zeiten – oder doch nicht?

Jetzt haben Sie eine Menge Methoden kennengelernt, mit deren Hilfe sich sexuelle Unlust erreichen, halten und wiederholen lässt. Sicher gehört davon eine stattliche Anzahl längst zu Ihrem Alltags-Repertoire.

Dabei kann es sein, dass einige Methoden erfolglos sind, vielleicht, weil Sie einfach zu viel Lebensfreude in sich tragen. Dann wenden Sie sich halt effektiveren Methoden zu, wie z.B. alle Unlust als Opfer widriger Umstände zu erleben, dann k ö n n e n Sie ja selbst gar nichts tun, um diese kleine Sehnsucht nach Lust zu befriedigen.

Wenn Sie jedoch dauerhaft in den dunklen Räumen sexueller Unlust und Unzufriedenheit verweilen wollen, **hüten Sie sich davor, das Licht der Bewusstheit oder die Flammen der Liebe zu entfachen**.

So und nur so hat die Distel der Unlust eine sichere Zukunft.

Aber aufgepasst: Wenn die Distel älter wird, werden ihre Stacheln oft weicher oder kürzer.

Was dann – leider – im Laufe der Jahre passiert, ist eine **Umkehrung der alten frustranen Vergleiche** zwischen idealistisch **hohen Erwartungen und mittelguten bis mäßigen Erfahrungen** in folgende perfide Entwicklung:

Ihre **Erwartungen** werden ein wenig **bescheidener** und gleichen sich Ihren realistischen Möglichkeiten und Grenzen an. Derweil sind Ihre **Erfahrungen vielfältiger** geworden und verschaffen Ihnen im Vergleich mit den Erwartungen möglicherweise durchaus eine still lächelnde **Zufriedenheit**. Manche sind auch klug genug, um zu wissen, dass es niemals nur den offensichtlichen Vordergrund gibt, denn:

Hinter jeder Unlust steckt eine – geheime – Lust auf etwas Anderes.

Und manche sind so beseelt von einem vergnügten Forscher*innengeist, dass sie sich ehrlich fragen oder experimentell ergründen, was diese Lust im Hintergrund sein könnte.

Im **Älterwerden** kann sich dann noch der **Mut** entwickeln, es immer wieder mit dem Liebesglück zu versuchen, vielleicht, weil eine nicht mehr so viel zu verlieren hat, vielleicht weil der Tod schon winkt und sie das Leben noch einmal so richtig auskosten will. Natürlich kann eine auch den erworbenen Pessimismus und die stetige Selbstverurteilung für kritischen Realitätssinn halten. Aber wie weiß eine, ob die von ihr wahrgenommene Realität auch die Realität ist oder nur eine qualvolle Eigenkonstruktion durch bisher leidvolle Erfahrungen?

Dieses Buch maßt sich keine Antwort an, aber einen kleinen Vergleich:

Die sexuelle **Lust ist wie Wasser**: sie sickert durch noch so enge Spalten und Risse, höhlt den Stein des Widerstandes und sammelt sich an geeigneter Stelle, bis sie schließlich neues

Leben hervorbringt. Wasser gefällt Ihnen nicht? Gut, dann versuchen wir es mit einem Vergleich aus dem Tierreich:

Die sexuelle Lust ist ein allen innewohnendes Wesen
mit dem Charakter einer rebellischen Seemöwe,
die sich nur unter lautem psychosomatischen
Wehklagen
in den mattgoldenen Käfig
angepasster Normen sperren lässt
und – lange genug in ihm verkümmernd –
allmählich aufhört zu singen,
ja manchmal sogar auf dem vertrauten Schleichweg
zum sicheren Futternapf des vororganisierten Alltags
mit den stressigen und gelegentlich auch
etwas fade gewordenen Futterkörnern vergisst,
dass sie eigentlich mit ihrer ureigenen Stimme gurren
und voller Begeisterung und Freude fliegen kann.

Und dieses „Gurren und Fliegen" zeichnet nicht nur eine lebensfrohe Möwe aus, sondern zeigt auch, wie lustvoll oder lustlos sie sich fühlt und ob sie frei ist oder im Käfig.
Im Gegensatz zu Möwen können wir Frauen jedoch entscheiden, wohin und wie wir fliegen – und wo wir zu unserer Zufriedenheit landen.

Bücher zum Weiterlesen:

Betz, Robert: Willkommen im Reich der Fülle, Heyne 2015

Damrauer, Craig: Weltformeln. Das Leben ist eine Gleichung, Lübbe 2007

Ensler, Eve: Die Vagina-Monologe, Kindle 2000

Falkai, Peter, Rubner, Jeanne: Das Glück wohnt neben dem Großhirn, Piper 2018

Ludwig, Bernhard: Anleitung zum sexuellen Unglücklichsein, Goldmann 2008

McCabe et al.: Incidence and Prevalence of Sexual Dysfunction (Journal of Sexual Medicine, 2016).

Moser, Christian: Monster des Alltags I, II u. III, Carlsen 2003-2013

Schnarch, David: Die Psychologie sexueller Leidenschaft, Klett-Cotta 2006

Schnarch, David: Intimität und Verlangen, Klett-Cotta 2017

Sievers, Dr. J.H.: Sexuelle Störungen der Frau (Vortrag 2011)

Stokowski, Margarete: Untenrum frei, Rowohlt 2018

Verma, Vinod: Kamasutra für Frauen, Scherz 1994

Watzlawick, Paul: Anleitung zum Unglücklichsein, Piper 2007

Watzlawick, Paul: Wenn du mich wirklich liebtest, wür-
dest du gern Knoblauch essen, Piper 2008
Weplad, Günter: Der Weg zu Glück und Zufriedenheit,
online verfügbar unter https://medizindoc.de/der-weg-
zu-glueck-und-zufriedenheit/
West, Anne: Kamasutra ohne Leistenbruch, Knaur 2003
Westheimer, Dr. Ruth: Sex für Dummies, Wiley-VSH
1995

Blogs und Websites:

- http://ger.wellcaremedicalcentre.com
- www.gluecksdetektiv.de
- www.kontaktvoll.de
- www.ninadeissler.de
- www.seitensprung-fibel.de
- www.sexualtherapie.online.de
- www.sexuelle-stoerungen-der-frau.de
- www.theratalk.de

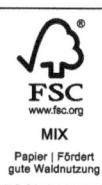

Zeitfracht Medien GmbH
Ferdinand-Jühlke-Straße 7
99095 Erfurt, Deutschland
produktsicherheit@kolibri360.de